RECHERCHES

SUR LES

ANESTHÉSIQUES

EN GÉNÉRAL

LEURS EFFETS PHYSIOLOGIQUES & PATHOLOGIQUES

& sur l'Agent chimique qui, spécialement, produit l'Anesthésie ;

Par L. SCOUTETTEN,

Docteur en médecine, Médecin aide-major de première classe au 4e régiment d'Artillerie, décoré de la médaille de la Reine d'Angleterre, membre correspondant de la Société des Sciences médicales du département de la Moselle, de l'Académie impériale des sciences, lettres et arts de Metz, de la Société impériale des sciences, de l'agriculture et des arts de Lille, de la Société médicale de Nancy, de la Société de médecine de Strasbourg, de la Société impériale de médecine de Constantinople.

Divinum est opus sedare dolorem.

METZ.

—

1858.

RECHERCHES

SUR LES

ANESTHÉSIQUES

EN GÉNÉRAL

LEURS EFFETS PHYSIOLOGIQUES & PATHOLOGIQUES

& sur l'Agent chimique qui, spécialement, produit l'Anesthésie ;

Par L. SCOUTETTEN,

Docteur en médecine, Médecin aide-major de première classe au 4e régiment d'Artillerie décoré de la médaille de la Reine d'Angleterre, membre correspondant de la Société des Sciences médicales du département de la Moselle, de l'Académie impériale des sciences, lettres et arts de Metz, de la Société impériale des sciences, de l'agriculture et des arts de Lille, de la Société médicale de Nancy, de la Société de médecine de Strasbourg, de la Société impériale de médecine de Constantinople.

Divinum est opus sedare dolorem.

METZ.

1858.

Metz. — Typographie de Jules VERRONNAIS.

L'histoire des agents anesthésiques présentait une lacune qui avait préoccupé beaucoup d'esprits: la Société des Sciences médicales du département de la Moselle chercha à la combler en proposant pour sujet de prix, en 1857, la question suivante:

« *Recherches sur les anesthésiques en général, leurs* » *effets physiologiques et pathologiques et sur l'agent* » *chimique qui, spécialement, produit l'anesthésie.* »

Deux mémoires lui furent adressés, ils devinrent l'objet de la plus sérieuse attention de la part de la commission chargée de les examiner et de les classer. Après avoir pesé les mérites de chacun d'eux, la Commission formula ainsi ses conclusions : « Les deux mémoires ont cela de commun » qu'ils font l'historique des anesthésiques, qu'ils » en décrivent le dosage, l'administration et l'ac- » tion. Le n° 1 se fait remarquer par une exacti- » tude scrupuleuse à dire tout ce qui a été fait au » point de vue de la découverte et de l'application

» des anesthésiques. L'auteur du mémoire n° **2** n'a
» pas donné à cet historique un aussi grand déve-
» loppement, il s'est attaché surtout à la seconde
» partie de la question. »

La Commission termine en proposant : « D'accorder à l'auteur du mémoire n° **2** (M. Ozanam) portant
pour épigraphe : *Felix qui potuit rerum cognoscere
causas*, une médaille d'argent et le titre de membre
correspondant ; à l'auteur du mémoire n° **1**,
portant pour épigraphe : *Divinum est opus sedare
dolorem*, une mention honorable et le titre de
membre correspondant, en exprimant le regret de
ne pouvoir lui donner une deuxième médaille
d'encouragement. » C'est ce dernier travail que
nous publions.

Nous regrettons de ne pouvoir mettre le mémoire
de notre compétiteur * sous les yeux du lecteur,
il eut été ainsi constitué juge de la question, chose
que nous eussions désirée, car après avoir lu ce
travail important et digne d'éloges sincères, nous
croyons devoir persister dans notre sentiment et
déclarer que, bien que tous les anesthésiques
soient des corps carbonés, leur effet toxique tient
moins à la quantité de carbone qu'ils renferment,
qu'à la susceptibilité variable et inconnue des
individus sur lesquels ils agissent.

---

* Il est imprimé dans : l'*Exposé des travaux de la Société des Sciences médicales du département de la Moselle, 1857.*

RECHERCHES

SUR LES

ANESTHÉSIQUES EN GÉNÉRAL,

LEURS EFFETS PHYSIOLOGIQUES & PATHOLOGIQUES

ET SUR

L'agent chimique qui, spécialement, produit l'anesthésie.

RECHERCHES HISTORIQUES.

Avant de commencer l'étude des médicaments, qui calment la douleur, paralysent la sensibilité et suspendent la conscience du *moi*, il n'est pas sans intérêt de rappeler et de suivre les efforts de l'esprit humain à la recherche de ces précieux agents auxquels on a donné le nom d'anesthésiques.

Première période.

L'histoire nous montre, à toutes les époques, les médecins animés du désir d'épargner aux malades la souffrance des opérations. Cette pensée philanthropique inspira à Hippocrate cette sentence que nous avons prise pour épigraphe : *Divinum est opus sedare dolorem.*

1

Les médecins grecs, cependant, ne nous ont laissé aucune indication positive des remèdes qu'ils ont tentés pour paralyser la douleur. Toutefois Dioscoride qui, selon beaucoup de probabilités, est antérieur de plus d'un siècle à Pline, parle d'une certaine pierre de Memphis, de la grosseur d'un talent, nuancée de diverses couleurs et qui, réduite en poudre, mêlée à du vinaigre, et appliquée sur les parties que l'on veut cicatriser ou couper, leur faisait perdre la sensibilité *.

Pline, bien qu'il ne cite point Dioscoride, signale le même fait et l'expose dans les termes suivants : « Quelques médecins font porter l'ophite blanche au cou pour la phrénésie et la léthargie. Certaines personnes vantent contre les serpents la variété dite téphrias, parce qu'elle est d'un gris cendré. Cette pierre qui ressemble à une gemme, s'appelle aussi Memphite, du nom de sa patrie. On la broie, puis dissoute dans du vinaigre, on l'applique aux parties qu'il faut brûler ou amputer. Le corps s'engourdit alors et devient insensible **. »

Les recherches de M. Stanislas Julien, de l'Académie des inscriptions et belles-lettres, savant sinologue, tendent à nous faire admettre que les Chinois se servaient, dès le IIIe siècle de notre ère, d'une substance destinée à paralyser momentanément la sensibilité. Ce curieux document existe dans un grand ouvrage intitulé : *Kou-Kin-I-Tong*, ou *Recueil de médecine ancienne et moderne*. Le savant linguiste traduit ainsi le passage qui a trait à l'anesthésie : « Lorsque Moo-Tho reconnaissait qu'il fallait employer l'acupuncture, il l'appliquait en deux ou trois endroits ; il faisait de même pour le moxa, s'il était

---

* Dioscoride, Liv. V, chap. clviii.

** *Quidam phreneticis ac léthargicis adalliguri jubent candicantem. Contra serpentes autem a quibusdam laudatur præcipue ex his quem tephriam appellant, a colore cineris. Vocatur et Memphites a loco, gemmantis naturæ, hujus usus conteri, et iis, quæ urenda sint aut secanda, ex aceto illini. Obstupescit ita corpus, nec sentit cruciatum. Plinii : Liber XXXVI, ed. Panckouke, 1843.*

indiqué par la nature de l'affection à traiter. Mais, si la maladie résidait dans les parties sur lesquelles l'aiguille, le moxa ou les médicaments liquides ne pouvaient avoir d'action, par exemple dans les os, dans la moelle des os, dans l'estomac ou dans les intestins, il donnait au malade une préparation de chanvre (ma-yo), et, au bout de quelques instants, *il devenait aussi insensible que s'il eût été dans l'ivresse ou privé de vie.* Alors, suivant le cas, il pratiquait des ouvertures, des incisions, des amputations et enlevait la cause du mal. Puis il rapprochait les tissus par des points de suture et y appliquait des liniments. Après un certain nombre de jours, le malade se trouvait rétabli sans avoir éprouvé pendant l'opération la plus légère douleur[*]. »

Au XIII᷎ siècle, Théodoric, moine prêcheur, alors chirurgien fort en renom, avait appris de Hugues de Lucques, dont il avait été l'élève, la composition d'une préparation destinée à éviter la douleur pendant les opérations. (*Confectio soporis a chirurgia facienda, secundum dominum Hugonem.*) C'était un stupéfiant qui plongeait les malades dans le sommeil et leur procurait l'insensibilité. Cette confection était formée avec : *Opium, succus morellæ, hyosciami, mandragoræ, lactucæ*[**].

Le chirurgien trempait une éponge dans ces sucs, puis la laissait sécher au soleil, et quand le moment de l'employer était venu, il la mouillait avec de l'eau chaude, la plaçait sous le nez et la laissait jusqu'à ce que le sommeil fut complet.

L'opération terminée, il prenait une autre éponge imbibée de vinaigre, en frottait les narines du malade ou le réveillait en y mettant ainsi que dans le conduit auditif *Succum rutæ vel feni.*

Guy-de-Chauliac reproduisit les indications fournies par

[*] Note relative à la chirurgie chinoise adressée à l'Académie des sciences, séance du 12 février 1849.

[**] *Chirurgia secundum medicationem Hugonis de Lucco-Venet : 1499.*

Théodoric, mais sans leur donner aucun développement, ni paraître y attacher la moindre importance *.

L'insuffisance et l'infidélité de ces divers moyens firent recourir à de nouveaux procédés. J. Moore **, en 1784, songea à exercer une forte compression sur le trajet des nerfs afin d'engourdir la sensibilité du membre. Mais ce moyen n'aboutissait le plus souvent qu'à déterminer une vive douleur qui remplaçait celle que l'on voulait éviter. Plus tard, M. Liégard, de Caen, substitua à ce procédé, la compression circulaire très-exactement faite avant et pendant l'opération ; mais cette compression qui laisse au malade toute la liberté de son intelligence, ne produit qu'un faible engourdissement ***.

On n'a point hésité à prescrire l'ivresse alcoolique comme agent anesthésique ; ce moyen qui porte atteinte à la dignité de l'homme n'a eu que de rares partisans et il est aujourd'hui complétement délaissé. D'ailleurs, il était loin d'atteindre constamment le but qu'on avait en vue.

Le Haschich a rencontré aussi quelque faveur ; mais elle a été très-passagère, c'était justice, car ce moyen n'a aucune efficacité pour paralyser la sensibilité.

Il y a quelques années, le magnétisme animal a vu surgir des adeptes très-dévoués ; ils prétendaient, en s'appuyant sur quelques faits isolés, que le sommeil magnétique suffit pour suspendre la sensibilité et permettre l'accomplissement de graves opérations. Sans nier les faits rapportés par des chirurgiens distingués, il faut reconnaître que ce sommeil, souvent difficile à déterminer, n'est que d'une courte durée, que c'est un auxiliaire inconstant et qu'il est tout au plus applicable dans des cas exceptionnels ; aussi, malgré les efforts récents de MM. Braid et Loysel, est-il tout à fait abandonné.

* *Guidonis de Cauliaco chirurgia, Lugduni, 1559 in-8°.*
** *Ancien journal de médecine,* Tome LXV, page 300.
*** *Mélanges de médecine et de chirurgie,* page 350. Caen 1837, in-8°.

Les préparations narcotiques et émollientes préconisées par quelques chirurgiens comme moyens préventifs de la douleur, sont tout aussi insuffisantes que le froid pro'ongé qui ne réussit qu'à produire une action sédative très-limitée sans jamais déterminer l'engourdissement des parties profondes.

Quant à l'emploi de l'opium administré à hautes doses et de manière à produire le sommeil et l'insensibilité, il offre trop d'inconvénients et de dangers pour qu'on puisse songer sérieusement à le considérer comme un agent anesthésique. Depuis longtemps, il est jugé et tout à fait abandonné par les médecins prudents et expérimentés.

Après tant d'efforts et d'essais infructueux, il semblait que la science devait renoncer à l'espérance qu'elle avait si longuement caressée et qu'il n'était point possible de supprimer la douleur pendant tout le cours d'une opération.

Les hommes éminents, découragés par les insuccès, en étaient arrivés à soutenir que la souffrance, cette compagne inséparable de notre existence, ne pouvait être supprimée sans danger pour les malades, et qu'il fallait se résigner à la supporter.

M. Velpeau écrivait en 1839 : *Eviter la douleur dans les opérations est une chimère, qu'il n'est pas permis de poursuivre aujourd'hui :* Instrument tranchant et douleur, en médecine opératoire, sont deux mots qui ne se présentent point l'un sans l'autre à l'esprit des malades, et dont il faut nécessairement admettre l'association *.

Deuxième période.

ÉTHER ET CHLOROFORME.

Mais tout à coup, une ère nouvelle s'ouvrait pour la chirurgie. Le problème cherché était résolu, l'humanité se trouvait

---

* VELPEAU, *médecine opératoire*, 1839, Tome I, page 32.

définitivement en possession de la plus belle découverte du XIXe siècle.

Un dentiste américain possédait le secret d'arracher les dents sans douleur. Emerveillé lui-même des résultats heureux qu'il obtenait, il en fit part au docteur Jackson qui, cédant aux instigations du docteur Morton, se décida à faire les premières expériences publiques à l'hôpital de Boston dans le courant du mois d'octobre 1846. Les résultats répondirent aux espérances.

Presqu'aussitôt la presse médicale et politique en répandit la nouvelle, elle parvint en France à la fin du mois de décembre 1846, après avoir pénétré d'abord en Angleterre.

Si on s'en rapporte aux récits du *Médical-Times*, ce fut M. Robinson, dentiste de Londres, qui reçut une communication directe de M. Morton, communication qui lui parvint le 17 décembre 1846.

Après quelques essais plus ou moins heureux, M. Robinson se mit en rapport avec les chirurgiens les plus renommés de l'Angleterre, et bientôt MM. Lawrence, Key, Guthrie, Brámsby-Cooper, Fergusson, Avery, etc., pratiquèrent des amputations et autres opérations douloureuses ou délicates, pendant que leurs malades étaient dans un état complet d'insensibilité.

Les chirurgiens français apprirent à la fois ces résultats heureux et surprenants, ainsi que le nom de l'agent qui permettait de les produire ; c'est ainsi que l'on sut qu'ils étaient dûs aux inhalations de l'éther sulfurique.

Pendant quelque temps, l'incertitude régna sur le nom du véritable inventeur, on attribuait généralement cet honneur au docteur Jackson. Une enquête, faite par le consul de France, et dont les documents furent lus à l'Académie de médecine de Paris, le 21 septembre 1847, établit d'une manière incontestable la priorité des essais de l'éthérisation à M. Morton, et ses titres à la reconnaissance de l'humanité.

Les résultats inattendus et merveilleux, publiés par les journaux de l'Amérique et de l'Angleterre, stimulèrent vivement les chirurgiens français. M. Malgaigne, le premier, voulut essayer l'effet des inspirations de l'éther. Le 12 janvier, il communique à l'Académie royale de médecine, le résultat des essais qu'il a faits à l'hôpital St-Louis. Le 19 janvier, il complète sa communication par de nouveaux détails recueillis dans les cinq cas d'opérations qu'il a pratiquées après avoir eu recours à l'éthérisation.

La conduite de ce chirurgien fut aussitôt imitée par MM. Velpeau, Roux, Blandin, Laugier et Guersant. Leurs expériences réussirent complétement et dépassèrent même leurs espérances. Dès lors, l'attention publique était éveillée et l'incrédulité était ébranlée.

L'étonnement, l'admiration et même l'enthousiasme, s'emparèrent des esprits, et la découverte nouvelle fut promptement expérimentée en Allemagne, en Italie, en Russie.

A Erlangen, M. le professeur Heyfelder pratique l'éthérisation l'un des premiers, et il l'applique à plus de cent cas différents, dont il publie les détails. A Berlin, les professeurs Dieffenbach et Jüngken ; à Vienne, le professeur Wattmann et le docteur Schub ; à Munich, le professeur Rothmund ; à Augsbourg, le docteur Reisinger ; à Mannheim, le docteur Hammer ; à Gœttingue, le professeur Siebold, furent des premiers à recourir à l'éthérisation et à en répandre les bienfaits. En Russie, M. Pirogoff * recommande la méthode d'éthérisation rectale que M. le professeur Roux a préconisée en France. En Italie, l'illustre successeur de Scarpa, le professeur Porta **, M. le professeur Buffini, à Milan, etc., propagent la découverte de Morton.

La conviction ne pénétra pas cependant dans tous les esprits,

---

* *Recherches pratiques et physiolog. sur l'éthérisation*, par N. Pirogoff, St-Pétersbourg, 1847, in-8° de 109 pages.

** *Sul metodi d'inspirazione dell'etere solforico lettera, di Luigi Porta, Paria, 1847.*

l'on vit deux membres de l'Académie des sciences de Paris protester contre l'entrainement général. Mais les faits avaient trop d'éclat pour que les esprits pussent se calmer, aussi voyons-nous, le 4 février, M. Guersant s'exprimer en ces termes, dans une des leçons cliniques au moment d'opérer un jeune enfant : « J'ai vu assez de faits pour être convaincu qu'on peut retirer, des inhalations éthérées, un très-grand parti pour les opérations chirurgicales, et je ne puis assez témoigner mon étonnement de cette sorte d'anathème lancé par MM. Magendie et Lallemand, contre la conduite des chirurgiens qui font usage de ce moyen. Je ne vois rien d'immoral dans son emploi, et, si dès à présent, je n'épargnais à ce pauvre enfant les douleurs de l'opération, je croirais faire quelque chose de très-immoral et de très-blâmable *.

De toute part, les recherches se multiplient dans la voie nouvelle qui vient d'être ouverte, MM. Flourens et Longet étudient avec ardeur et succès le mode d'action de l'éther et la marche de l'éthérisation. M. Renault, de l'école vétérinaire d'Alfort, fait connaître le résultat de ses expériences sur les animaux. Amussat poursuit les siennes sans relâche, MM. Pillore et Preisser, de Rouen, en publient de nouvelles qui confirment les précédentes.

Pendant que ces médecins étudiaient les effets physiologiques de l'éther, d'autres cherchaient à reconnaître l'analogie d'action des autres corps de même nature.

M. Sédillot publia dans la *Gazette médicale de Strasbourg*, du 20 *février* 1847, une note sur l'action de l'éther chlorhydrique. Des expériences faites de concert avec M. Oberlin, lui ont démontré que les effets de l'éther chlorhydrique sur les animaux se manifestent comme avec l'éther sulfurique par des phénomènes d'engourdissement, d'assoupissement et de stupeur.

---

* *Journal de méd. et de chirurgie prat.,* année 1847, page 120.

Mais c'est à M. le docteur Chambert qu'on doit le travail le plus complet sur les divers agents anesthésiques de cette nature. Cet habile médecin est arrivé par ses recherches sur les éthers nitrique, nitreux, formique, iodhydrique, acétique, oxalique et chlorhydrique, à des conclusions assez importantes pour que nous les citions ici :

« 1° Tous les éthers peuvent éteindre la sensibilité, mais aucun ne produit ce résultat d'une manière plus constante et aussi innocente que l'éther sulfurique.

» 2° Tous les éthers portent leur action sur la motricité qu'ils exaltent ou qu'ils pervertissent plus spécialement que sur la sensibilité. L'éther sulfurique au contraire, agit surtout sur l'appareil sensitif.

» 3° Tous les éthers provoquent une énorme dilatation pupillaire. L'éther formique, l'éther nitrique et l'éther iodhydrique ont déterminé trois fois la paralysie de la pupille (sur les animaux).

» 4° De tous les éthers, l'éther nitreux est le plus actif. Après lui viennent l'éther iodhydrique, l'éther formique, l'éther chlorhydrique, l'éther acétique, l'éther oxalique.

» 5° L'énergie d'un éther n'est pas toujours en rapport avec sa volatilité *. »

Tel était l'état de la science vers la fin de l'année 1847, lorsque M. Simpson présenta à la Société médico-chirurgicale d'Édimbourg, le 10 novembre, un mémoire dans lequel il propose de remplacer l'éther sulfurique par le chloroforme, mémoire qui ne tarda point à obtenir les honneurs d'une grande publicité **.

Dans ce travail, M. Simpson annonce que le chloroforme jouit

---

* *Des effets physiologiques et thérapeutiques des éthers*, par le docteur Chambert, in-8° de 360 pages, avec figures.

** *Account of a new anœsthésic agent, as a substitute for sulphuric ether in surgery and midwifery by* J. Simpson.

à très-faibles doses, d'effets beaucoup plus rapides et plus persistants que l'éther ; que l'odeur en est douce et agréable, ses inspirations faciles, et qu'il ne provoque ni toux, ni spasmes, ni périodes d'excitation.

Le chloroforme, découvert en 1831, par M. Soubeiran, étudié plus tard par MM. Liebig et Dumas, avait été expérimenté sur les animaux par M. Flourens ; il avait constaté son anologie avec l'éther, mais il n'avait pas poussé ses recherches plus loin.

L'apparition de ce nouvel agent anesthésique rencontra de nombreux partisans et quelques adversaires. MM. Doyère et Pétrequin n'hésitèrent pas à le repousser, M. Sédillot fut moins absolu ; dans un ouvrage très-bien fait*, il compare les avantages et les inconvénients de l'éther ou du chloroforme. « Les phénomènes d'anesthésie produits par l'éther sulfurique, sont lents à se manifester, mais prompts à disparaître sans laisser de traces profondes. Le réveil est gai, riant, expansif, affectueux, l'exaltation douce, les rêves sont constants et laissent ordinairement des souvenirs agréables ou même délicieux.

» Avec le chloroforme, le retour à la lucidité est en général calme et régulier ; c'est le réveil d'un sommeil profond. Les malades n'ont pas eu de rêve, au moins ils n'en ont pas conservé le souvenir. Ils sont mornes, froids, abattus ; parlent peu, ont besoin de repos et de silence.

» Le chloroforme a des propriétés plus puissantes que l'éther, aussi, l'instantanéité et la persistance des effets en sont-ils les caractères essentiels. »

D'après ces considérations, le professeur de Strasbourg pense que l'éther est particulièrement applicable aux individus déjà affaiblis, et qu'il y a contre indication de l'anesthésie chloroformique dans tous les cas d'extrême débilitation.

* *De l'insensibilité produite par le chloroforme et par l'éther et des opérations sans douleur,* par C. Sédillot, in-8°, Paris 1848.

Le chloroforme, au contraire, peut être adopté pour des sujets jeunes et robustes, ou des personnes très-impressionnables et très-indociles, mais d'une suffisante vitalité, opinion également adoptée et exprimée par le docteur Bouisson de Montpellier *.

L'inexpérience et trop de hardiesse, dit en terminant M. Sédillot, exposeraient à de terribles regrets ; car, s'il est vrai que des accidents aient été provoqués par l'éther, on ne saurait se dissimuler que l'usage du chloroforme entre des mains inhabiles, offrirait infiniment plus de danger. »

Ces prévisions n'ont été que trop justifiées par les événements.

Troisième période.

MULTIPLICITÉ DES AGENTS ANESTHÉSIQUES.

L'impulsion une fois donnée, les médecins et les chimistes s'ingénièrent à trouver des succédanés à l'éther et au chloroforme ; les uns avaient pour but de détrôner ces agents qu'ils accusaient d'infidélité ou qu'ils tenaient pour dangereux, les autres désiraient multiplier les ressources pour les varier selon l'opportunité des cas.

Dés l'année 1848, M. Poggiale, professeur de chimie à l'hôpital du Val-de-Grâce, proposa de substituer à l'éther et au chloroforme l'aldéhyde vinique. Ce corps, entrevu par Dœbereiner, obtenu pour la première fois à l'état de pureté par M. Liebig, est un liquide incolore, très-limpide, d'une odeur éthérée et suffocante.

Des essais, tentés sur des animaux, déterminèrent les phénomènes de l'anesthésie, mais l'odeur forte de ce produit et l'énergie de son action en ont prudemment fait écarter l'emploi sur l'homme **.

---

* *Parallèle de l'éther sulfurique et du chloroforme.* Gazette médicale de Paris, 1849, tome 4, page 97.

** Académie des Sciences de Paris, séances du 13 mars 1848.

On crut un instant avoir trouvé un nouvel anesthésique dans le *Lycoperdon proteus*. M. le docteur Benjamin W. Richardson ayant appris de M. Henri Hudson, chirurgien à Leicester-Shire, que dans ce pays on stupéfie les abeilles avec la fumée d'un champignon connu sous le nom de *vesce de loup*, il pensa à en faire l'essai sur quelques animaux.

Sa première expérience eut lieu le 28 mars 1853 ; elle réussit parfaitement. Le docteur Richardson répéta ses essais sur des chiens et d'autres animaux, et il produisit l'anesthésie poussée jusqu'à la limite la plus extrême. Enfin il se soumet lui-même à l'expérience. « La vapeur du fongus, dit l'auteur, quand elle est purifiée par la potasse caustique et dissoute dans l'atmosphère, n'est pas désagréable à respirer. Je me suis soumis à ces inspirations pendant quatre minutes, et j'en ai éprouvé des symptômes de stupeur bien prononcés. Ces effets, néanmoins, se sont dissipés en trois minutes, et je n'en conservai d'autres traces qu'un peu d'irritation à la gorge et un peu d'enrouement dans la voix *. »

Les espérances qu'avait fait naître la communication du docteur Richardson ont été affaiblies, peut-être même détruites par les expériences tentées par M. Gérard sur lui-même. Ce médecin s'est exposé aux vapeurs dégagées par la combustion de la *vesce de loup* ; il a ressenti de la cuisson aux yeux, de l'irritation à la gorge, de la douleur à l'épigastre, mais rien qui ressemblât au sommeil anesthésique**.

Le 15 octobre 1853, le docteur Ed. Cellarier publiait, dans la *Gazette médicale de Montpellier*, un article dans lequel il cherche à démontrer les avantages que l'on peut obtenir en mélant à parties égales l'éther et le chloroforme. Il donne à ce

---

* *Gazette des hôpitaux*, n° du 7 juin 1853 et dans le journal Anglais *Association médical journal*.

** Académie des Sciences, séance du 27 juin 1853. Communication faite par M. Flourens.

liquide le nom d'éthéro-chloroforme. Son but est d'affaiblir l'action irritante de l'éther qui agit spécialement sur les bronches, et d'affaiblir le chloroforme qui, en raison de sa grande puissance, a souvent occasionné des accidents déplorables. Des expériences furent tentées sur des lapins et des chiens. Il en résulta que l'insensibilité est complète d'une minute et demie à deux minutes, et, lorsqu'on poursuit l'expérience, la mort survient en quinze minutes. Ce mélange parut à beaucoup de praticiens avoir exactement les avantages et les inconvénients de chacun des deux liquides qui le composent, et ne mériter aucune préférence sur l'un ou l'autre d'eux employé isolément.

L'Académie des sciences a reçu de M. Robin une note ayant pour titre : *Moyens de composer les anesthésiques*. L'auteur propose de remplacer le chloroforme, agent défectueux, sous plus d'un rapport, dit-il, par l'éther bromhydrique, dont la saveur et les propriétés sont très-convenables, ou par l'éther chlorhydrique fixé par un autre anesthésique bien choisi, notamment par la liqueur des Hollandais. On ne s'arrêta point là, on essaya des éthers iodhydrique, chlorhydrique chloré, sulfhydrique, tellurhydrique, cyanhydrique, sélenhydrique, azotique, acétique et formique.

Les expériences ne justifièrent pas les espérances conçues par les auteurs, et l'on dût abandonner les moyens proposés pour revenir de nouveau à l'éther et au chloroforme.

Le docteur Fléming, frappé des dangers de l'éther et du chloroforme, voulut essayer l'influence de la compression des deux artères carotides sur les fonctions cérébrales. « Je priai, dit-il, un de mes amis de faire l'expérience sur moi-même. La compression, pratiquée simultanément sur les deux carotides, détermina presque immédiatement un sommeil calme et profond. » La même expérience, répétée sur d'autres personnes, lui a toujours donné les mêmes résultats. Le meilleur mode

ératoire est le suivant : Au moyen du pouce appliqué au-
ssous de chacun des angles inférieurs de la mâchoire, on
terrompt la circulation dans les artères carotides. Le sujet
it en général être couché la tête un peu inclinée en avant *.
e moyen est loin d'avoir tout le succès qu'en pensait l'auteur.
peut produire la congestion et le sommeil, mais ce n'est
oint là une véritable anesthésie ; d'ailleurs, il offre des dan-
rs que comprend parfaitement le médecin expérimenté.

Les recherches sur les anesthésiques semblaient se ralentir,
rsque tout à coup, en 1856, le célèbre accoucheur d'Édim-
ourg, M. Simpson, vint signaler les propriétés anesthésiques
e l'acide carbonique dans le traitement des maladies utérines.
. Follin, qui s'est livré à quelques recherches historiques sur
sujet, s'est assuré que la priorité sous ce rapport appartient
u physicien hollandais, Jugen-Housz. En 1794, ce physicien
ommuniqua le fait à Beddoës, qui répéta les expériences. Il
'assura, ainsi que l'avait avancé Jugen-Housz, que le contact
u gaz acide carbonique sur les plaies en affaiblit la douleur et
ientôt la fait disparaître. Ces faits, bien qu'ils aient été répétés
ar un grand nombre de médecins, étaient tombés dans l'oubli,
orsque M. Simpson les rappela à l'attention des médecins.
out aussitôt des expériences furent faites à Paris par MM. Fol-
in, Jobert, Maisonneuve, Monod, Demarquay, Broca et plu-
ieurs autres. Les résultats obtenus sont encourageants, surtout
omme fournissant un anesthésique local d'une application
acile **.

Les recherches sur l'acide carbonique furent promptement
emplacées par de nouvelles études sur le gaz oxyde de car-
one. M. Tourdes, professeur à la Faculté de médecine de

* *British and foreign Medico-chir. Review* vol. XXX, p. 529, ov 1855. Et
Gazette hebdomadaire, T. II, p. 526.
** *Gazette hebdomadaire*, *Gazette médicale de Paris*, *Archives générales de
médecine*, et la plupart des journaux de 1856.

Strasbourg, communiqua à l'Académie des sciences de Paris, séance du 19 janvier 1857, un mémoire sur *l'action anesthésique du gaz oxyde de carbone*. L'auteur, dans ce travail, a pour but d'établir la spontanéité de ses recherches qui remonteraient au 15 février 1853 : dès cette époque, il avait déjà classé l'oxyde de carbone parmi les gaz anesthésiques, avec l'hydrogène proto-carboné, l'acide carbonique et l'hydrogène bicarboné. Le 18 décembre 1856, il répéta ses expériences en public, et le 31 décembre, il fit une première application thérapeutique du gaz oxyde de carbone, à l'une des cliniques de la Faculté de médecine de Strasbourg.

Les deux faits fondamentaux sont : l'innocuité du gaz et son action anesthésique, analogue à celle du chloroforme et de l'éther. Des animaux, soumis à l'action de l'oxyde de carbone, sont plongés dans une anesthésie complète qui peut aller jusqu'à la mort apparente : insensibilité, résolution des membres, ralentissement de la respiration, aucun trait ne manque au tableau ; on peut prolonger cet état en continuant l'action du gaz, mais l'animal finit par succomber. La transition du sommeil à la mort est généralement insensible : la respiration s'arrête, l'oxyde de carbone parait tuer en paralysant les muscles respirateurs.

Jusqu'à ce jour, la difficulté de l'application de ce nouvel agent, et les dangers réels, résultant de son administration, ont arrêté les tentatives faites sur l'homme, et nous ne connaissons que M. Léon Coze qui ait employé les douches d'oxyde de carbone sur une femme atteinte de cancer ulcéré de la matrice, et traitée inutilement par des injections d'acide carbonique.

Cette longue série des agents anesthésiques vient d'être encore augmentée par l'addition de l'amylène proposé par M. John Snow, particulièrement connu à Londres pour avoir plusieurs fois chloroformé la reine d'Angleterre. L'amylène, d'abord entrevu par M. Cahours, a été mis parfaitement en évidence par M. Balard en 1844. Ce corps s'obtient soit en faisant agir un excès d'acide sulfurique concentré sur l'alcool amylique, ou essence de pomme de terre, soit en chauffant dans une cornue de l'alcool amylique avec une dissolution de chlorure de zinc marquant 70 degrés à l'aréomètre, en agitant jusqu'à dissolution complète de l'essence, en chauffant alors jusqu'à distillation, en rectifiant de nouveau dans une cornue tubulée le liquide distillé, dont on ne recueille que la partie la plus volatile. Enfin, en agitant celle-ci à plusieurs reprises avec de l'acide sulfurique concentré et en le soumettant à une nouvelle distillation.

L'amylène ainsi obtenu est un liquide incolore, bouillant à 39 degrés centigrades, la densité de sa vapeur est de 2,45 et correspond à quatre volumes, sa formule est $C^{10} H^{10}$. Il est soluble en toutes proportions dans l'alcool et dans l'éther. Son odeur ressemble à celle de l'huile de Naphte.

M. Snow a communiqué le résultat de ses expériences à la *Société royale de Londres* (séance du 10 janvier 1857). Puis il les a consignées dans un mémoire publié dans le *Médical-Times* (numéros des 17 et 24 janvier 1857). On y voit que c'est le 10 novembre 1856 que M. Snow appliqua l'amylène pour l'extraction des dents chez deux jeunes gens âgés de quatorze ans. En peu de temps, M. Snow avait appliqué le nouvel anesthésique à plus de vingt malades, et il n'avait point hésité à l'employer chez une auguste souveraine au moment de l'accouchement. Ces premiers essais furent heureux et l'enthousiasme aidant, on crut que décidément l'éther et le chloroforme étaient définitivement détrônés. Quelques chirurgiens de Londres, notamment M. Tyler Smith, repétèrent les essais tentés par M. Snow et assurèrent s'en être très-bien trouvés, surtout dans les accouchements.

A Paris, le docteur Giraldès, chirurgien des hôpitaux, lut à l'Académie de médecine (séance du 19 mai 1857), un mémoire intitulé : *Études cliniques sur l'amylène.* Ce travail renferme le résumé de soixante-dix-neuf cas d'anesthésie avec l'amylène, observés à l'hôpital des *Enfants-trouvés.* Le but de l'auteur est de décider dans quelle mesure l'amylène est moins dangereux ou plus dangereux que le chloroforme, et d'établir les indications propres à l'un et à l'autre de ces agents.

Suivant M. Giraldès, il est incontestable que le chloroforme est plus puissant que l'amylène, mais il est aussi plus dangereux.

L'amylène, dit M. Giraldès, ne produit aucun des effets funestes du chloroforme ; la sensibilité reparaît vite, les enfants n'en semblent pas affectés ; on peut l'employer peu de temps après les repas, même chez les enfants épuisés pour qui le chloroforme est d'un emploi périlleux. Ces assertions provoquèrent promptement de nouvelles tentatives à Paris et dans la province, mais cet élan fut subitement arrêté par les revers inattendus survenus à M. Snow lui-même. Deux de ses malades succombèrent. Le premier est un homme de 33 ans que M. Fergusson devait opérer d'une fistule à l'anus. M. Snow appliqua lui-même un appareil à inhalation, qui se compose d'un vase où on verse l'amylène et d'où part un tube aboutissant à un masque. Ce masque embrasse la bouche et le nez, il présente, vis-à-vis de la bouche, un trou destiné au passage de l'air atmosphérique. L'ouverture du masque fut d'abord laissée entière, puis, graduellement on en couvrit les trois quarts en ramenant l'opercule. Au bout de deux minutes le malade perdit connaissance ; bientôt la respiration se ralentit, s'embarrasse ; la face devient livide. Malgré toutes les tentatives pour rappeler le malade à la vie, on acquit bientôt la certitude que la mort était complète*.

Le second cas a été présenté par un malade auquel M. César

---

* *Medical Times and Gazette,* (avril, n° 18, p. 381), et *Gazette hebdomadaire* 15 mai 1857.

3

Hawkins devait enlever une petite tumeur située sur le dos. Le malade avait été précédemment opéré trois fois, et chaque fois, il avait été endormi par le chloroforme sans qu'il en résultât aucun effet fâcheux. Le 30 juillet 1857 , il fut soumis aux inhalations de l'amylène , ce qui s'accomplit sans difficulté en deux minutes ; mais bientôt des accidents redoutables se manifestèrent et malgré tous les efforts du docteur Snow pour rappeler le malade à la vie , la mort survint sans pouvoir être conjurée par la respiration artificielle de bouche à bouche, par la galvanisation à travers le thorax , ni même par l'acupuncture pratiquée à l'aide de deux aiguilles enfoncées dans les parois du cœur lui-même *.

ANESTHÉSIE LOCALE.

Peu de temps après l'emploi de l'éthérisation pour déterminer l'anesthésie générale, un chirurgien distingué de la marine, M. Jules Roux , voulut essayer l'action directe de l'éther et du chloroforme dans l'espoir de déterminer une anesthésie locale. Ce chirurgien a soumis les parties sur lesquelles il voulait agir , soit aux vapeurs d'éther ou de chloroforme , soit au chloroforme liquide. Cette dernière manière de procéder lui a paru beaucoup plus avantageuse que l'autre. Il a constaté que cette substance, déposée sur les plaies, détermine d'abord de la chaleur, et une douleur peu intense, qui ne tarde pas à se dissiper et à faire place à un bien-être sensible. L'insensibilité de la plaie dure plus ou moins longtemps, suivant que cette dernière est plus ou moins récente, mais elle ne s'étend jamais à toute l'économie.

M. Jules Roux a employé l'éther et le chloroforme sur les plaies, les ulcères , la peau, les membranes muqueuses ; il a

* *Britisch med. journal* et *Journ. de méd. et de chir. pratiq.*, septembre 1857.

fait des injections dans les fistules, dans la tunique vaginale pour guérir l'hydrocèle. Les résultats de ces nombreuses expérimentations lui ont paru satisfaisants et d'une application utile à la thérapeutique.

Depuis très-longtemps, on sait que le froid engourdit les parties et y diminue la sensibilité. M. Arnott s'est emparé de ce fait, pour produire une anesthésie locale par réfrigération. Les médecins de la Grande-Bretagne ont suivi son exemple, et MM. Bellingham et Hargrave ont rendu compte à la société chirurgicale d'Irlande, des succès qu'ils ont obtenus. Après quatre minutes et demie d'application d'un mélange fait avec le sel et la glace à parties égales, on put diviser en quatre lambeaux les téguments couvrant une exostose du crâne et enlever celle-ci à l'aide de la gouge et du maillet. La patiente, jeune fille de dix-sept ans, déclara n'avoir pas eu conscience des incisions cutanées *.

Afin de le maintenir plus longtemps en contact avec les parties souffrantes, on tenta de convertir l'éther en une substance demi-solide et l'on y parvint en l'incorporant à l'albumine de l'œuf. Ces recherches faites par M. Grimault, engagèrent M. Ruspini, professeur à Bologne, à faire les mêmes essais avec le chloroforme. Mais cet expérimentateur remarque que le chloroforme, en raison de sa densité supérieure, est un peu plus difficile que l'éther à incorporer à l'albumine de l'œuf. Ces expériences furent répétées par MM. Aldir, Ortega et Espino à Madrid, elles donnèrent des résultats satisfaisants en calmant de vives douleurs locales produites principalement par le rhumatisme **.

Depuis cette époque, on s'est servi très-fréquemment de pommade et de liniment chloroformés et souvent avec un avantage incontestable. Ces moyens toutefois parurent insuffisants à plu-

* *Dublin , medical press,* 20 décembre 1854 , p. 385.
** *Bulletino delle scienze mediche de Bologna,* 24 mars 1856, p. 404.

sieurs praticiens, et notamment M. S.-L. Hardy, qui, en vue
de calmer les souffrances atroces causées par un cancer de
l'utérus, fit un emploi local de la vapeur de chloroforme. L'appareil dont se sert le praticien anglais est assez simple : c'est
un récipient métallique auquel on adapte, d'une part, un insufflateur en caoutchouc, de l'autre un tube terminé par une canule de la longueur et la forme des plus propres à porter l'agent anesthésique sur les parties malades. Il recommande de
ne placer dans le récipient qu'une éponge imprégnée de chloroforme, et non du chloroforme en nature. Sans cette précaution on s'exposerait lorsqu'on comprime ensuite l'insufflateur,
à pousser sur les parties malades, non seulement de la vapeur,
mais du chloroforme liquide, ce qui doit être évité.

Cette douche anesthésique produit un calme qui dure plusieurs heures ; la douleur ne revient ensuite que sensiblement
affaiblie *.

L'année suivante, M. Gonzalez Condé répéta les essais de
M. Hardy, afin de combattre également les douleurs cancéreuses du rectum. M. Condé modifia un peu l'appareil. Il
adapta à une bouteille un bouchon futé à cire d'Espagne,
puis, par un trou fait à ce bouchon, il passa une grosse sonde
de gomme élastique ; quinze grammes de chloroforme avaient
été préalablement versés dans la bouteille. On commença alors à
favoriser la vaporisation du chloroforme ; d'abord en appliquant
les mains sur la bouteille qui le contenait, puis en rapprochant
à une certaine distance un réchaud chargé de charbons embrasés. Ce moyen réussit, les souffrances furent promptement apaisées **.

M. Heurteloup eut recours plus tard à l'administration du
chloroforme et des agents anesthésiques par projection, en se
servant d'un petit appareil qui consiste en un gros tube de

* *Dublin-Quaterly journal*, nov. 1853, p. 306.
** *Gazette hebdomadaire*, T. I, p. 698.

verre bouché à ses deux extrémités par deux bouchons de liége. Ces deux bouchons sont percés d'un trou et traversés tous les deux par un tube ; l'un de ces tubes finit en cône ouvert à son extrémité ; le tube qui traverse l'autre bouchon se continue avec un long tuyau flexible au bout duquel on introduit la tuyère d'un petit soufflet. Dans le gros tube de verre, il y a de la gaze pour recevoir et étendre le chloroforme. L'éther ou le chloroforme étant introduit, l'air poussé par le soufflet traverse le liquide et entraîne les vapeurs qui sortent par le petit tube étant ainsi mêlées à l'air *.

A ces divers anesthésiques, M. Follin proposa de substituer le gaz acide carbonique déjà conseillé en 1794 par Jugen Housz. Le premier en France, il renouvela ce procédé en mettant des surfaces ulcérées et douloureuses en rapport avec un courant continu de gaz acide carbonique. Son premier essai eut lieu le 29 septembre 1856 sur une femme atteinte d'un ulcère cancéreux du col de l'utérus. Les douleurs furent promptement calmées, le même succès suivit chaque retour des souffrances.

On obtint une anesthésie plus ou moins complète en dirigeant des vapeurs de gaz acide carbonique à la surface d'un œil enflammé et douloureux, sur un cancroïde de l'oreille, entre les lèvres d'un abcès que l'on venait d'ouvrir et sur une plaie très-douloureuse du doigt.

Le mode d'application est très-simple ; après avoir dégagé du gaz acide carbonique par l'un des moyens connus, on se sert d'un sac en caoutchouc ou en gutta-percha pour entourer les surfaces malades et les maintenir dans de véritables bains de gaz acide carbonique **.

M. Broca appliqua les propriétés anesthésiques du gaz acide carbonique aux affections douloureuses de la vessie. Son pre-

* Compte-rendu des séances de l'Académie des Sciences, séance du 3 août 1857.

** *Archives générales de médecine*, novembre 1856, p. 608.

mier essai remonte au mois de septembre 1856. Il injecta le gaz dans la vessie au moyen d'une sonde flexible et d'un ballon en caoutchouc; il parvint ainsi à calmer les douleurs violentes chez un jeune homme qui depuis plus de deux ans était atteint de cystite *.

Aux recherches sur l'action anesthésique de l'acide carbonique, succédèrent bientôt de nouveaux travaux sur le gaz oxyde de carbone.

Le 29 novembre 1856, le docteur Ozanam présenta à l'Académie des sciences de Paris un mémoire sur l'action anesthésique du gaz oxyde de carbone. M. le professeur Tourdes lut une note sur le même sujet dans la séance du 26 janvier 1857. M. Tourdes avait pour but d'établir la spontanéité de ses recherches, en constatant, par les bulletins autographiés de son cours à la faculté de médecine, qu'à la date du 21 mars 1850 et du 1er février 1853, il avait déjà classé le gaz oxyde de carbone parmi les gaz anesthésiques, avec l'hydrogène bicarboné, l'acide carbonique et l'hydrogène proto-carboné, qui possède une action analogue, mais avec une intensité beaucoup moindre. Le 18 décembre 1856, il a répété ses expériences en public. Le 31 décembre, une première application thérapeutique a été faite à l'une des cliniques de la faculté de Strasbourg **. Il résulte des recherches de ces deux expérimentateurs, MM. Ozanam et Tourdes, que le gaz oxyde de carbone, peut être employé comme agent anesthésique général ou local.

Nous avons déjà rapporté l'observation du fait signalé par M. Coze. M. Ozanam de son côté, aidé de M. Fabre, a fait des expériences sur l'action du gaz protoxyde de carbone, appliqué sur la peau recouverte de son épiderme, puis sur la peau

---

* *Moniteur des hôpitaux*, 4 août 1857.
** *Gazette médicale de Strasbourg*, février 1857.

dénudée et enfin sur les plaies. Il résulte de ces recherches que
la peau recouverte de son épiderme peut séjourner pendant
trente minutes sans éprouver aucune altération de la sensibilité, tandis que lorsqu'elle est dénudée, le gaz agit d'une manière prompte et efficace. Une minute, et quelquefois moins,
suffit pour calmer de vives douleurs.

MODE

D'ADMINISTRATION DES ANESTHÉSIQUES.

Dosage.

Le mode d'administration des agents anesthésiques a beaucoup varié. L'imagination s'est d'abord évertuée à inventer des
appareils plus ou moins compliqués, puis on les a simplifiés
et on a fini par les supprimer totalement.

On trouve dans le *Journal médical et chirurgical de Boston*
la description de l'appareil inspirateur mis en usage par MM.
Jackson et Morton, il consistait en un ballon de verre à deux
tubulures, de trois à quatre litres de capacité. L'une des tubulures servait au passage de l'air atmospéhrique et à l'introduction de l'éther versé, selon le besoin, sur des fragments d'é-
ponge, l'autre tubulure était garnie d'un tuyau fléxible adapté à
un conduit offrant deux soupapes, l'une inspiratrice des
vapeurs d'éther, l'autre expiratrice de l'air vicié par l'actede la
respiration.

Dans les premières expériences qui furent faites à Paris,
M. Guersant se servit le 21 janvier 1847 d'un appareil inventé
par M. Charrière, il consistait en un flacon à deux tubulures,
l'une bouchée à l'émeri et servant à introduire au fond du vase
vide des morceaux d'éponge sur lesquels on versa de quarante
à cinquante grammes d'éther : l'autre terminé par un long tuyau
en gomme élastique dont l'extrémité s'adapte à une embou-

chure évasée qui s'applique exactement sur les lèvres. Un peu
au-dessous de cette embouchure, est un robinet qui modère
à volonté le passage des vapeurs éthérées, et d'une soupape
qui se lève dans l'inspiration et s'abaisse dans l'expiration.

M. Malgaigne a toujours pratiqué l'éthérisation en se servant
d'un appareil beaucoup plus simple. C'est un flacon à deux ouvertures, par l'une, on introduit des éponges et on verse l'é-
ther, puis on ferme hermétiquement; à l'autre ouverture, s'a-
dapte un prolongement effilé qu'on introduit dans l'une des
narines. L'opérateur ferme celle qui est libre et il maintient
également close la bouche du malade.

Bientôt M. Luër proposa de substituer à ces deux appareils,
un autre de son invention. C'est une sorte de carafe n'ayant
qu'une seule ouverture qu'on ferme par un bouchon de liège.
Ce bouchon est traversé par un tuyau en cuivre qui se bifurque
à sa sortie. A l'une des branches est adapté un conduit en
gomme élastique, terminé par un entonnoir métallique qui
doit embrasser toute la circonférence des lèvres. A une petite distance de son extrémité est une double soupape qui s'a-
baisse dans l'inspiration et s'élève dans l'expiration. Au point
de bifurcation du tuyau de cuivre, est un robinet qui modère
ou interrompt la sortie de la vapeur de l'éther qu'on a préalablement projeté sur une éponge qui se trouve au fond du
vase.

Les chirurgiens et les fabricants d'instruments s'ingénièrent
à l'envi pour trouver des appareils simples, commodes, rem-
plissant toutes les indications voulues pour l'éthérisation. MM.
Maisonneuve et Doyère firent fabriquer par M. Charrière, un
appareil qui paraissait très-satisfaisant. C'est un flacon muni
d'un robinet placé près de l'orifice du vase. On ne laisse d'a-
bord arriver dans la bouche du malade que de l'air atmosphérique, on tourne lentement ce robinet, et une petite quantité
de vapeurs d'éther pénètre dans le tuyau d'aspiration; quand

les poumons sont habitués au contact de ces vapeurs, on ou-
vre entièrement le robinet et on donne à l'appareil toute sa
puissance.

M. Jules Cloquet a proposé l'emploi d'un instrument qui
pour la forme ressemble à l'une de ces grosses pipes dont se
servent les Orientaux. On bourre cette pipe avec des morceaux
d'éponge sur lesquels on verse de l'éther au moment ou l'on
veut s'en servir. Un tuyau flexible, plus volumineux que celui
des autres appareils, se termine par un petit entonnoir en
gomme élastique disposé de façon à s'appliquer exactement
sur le nez des malades. On ferme la bouche, et la respiration
se fait par les narines.

M. Cloquet a cru remarquer que l'éthérisation est plus
rapide par ce procédé que par les autres.

Mayor de Lausane, a proposé de rejeter tous ces appareils
pour ne se servir que d'un vase à large ouverture dans lequel
on jette de l'éther. Le malade approche la bouche de ce vase
et s'enveloppe la tête et la figure avec un capuchon afin de ne
respirer que la vapeur éthérée.

En 1847, M. Sédillot fit fabriquer par M. Elsser de Strasbourg un appareil qui se composait d'un vase en verre dans
lequel on versait trente grammes environ d'éther sur des
fragments d'éponge. Ce vase avait dix centimètres de base sur
douze de hauteur et l'embouchure offrait quatre centimètres de
largeur. Un tube flexible de 35 centimètres de longueur sur 6
de circonférence formait la seconde pièce de l'appareil et se
terminait par des embouts métalliques appropriés à des usages
fort distincts. L'un de ces embouts offrait deux soupapes,
l'une expiratrice, l'autre inspiratoire. L'autre embout plus
compliqué, se partageait en deux portions. L'une s'engageait
dans le goulot du flacon et supportait un tube creux destiné
à introduire dans ce vase une quantité variable d'air atmosphérique. La seconde portion de l'embout présentait encore deux

ouvertures, l'une destinée au passage de l'air atmosphérique, et l'autre au mouvement d'une sorte de vis dont le but était de varier au gré de l'opérateur, la proportion de l'air chargé d'éther que l'on voulait faire inspirer au malade. Plus tard, M. Elsser lui-même modifia cet appareil en le rendant beaucoup plus simple. *

Dans la même année 1847, MM. Bonnet et Ferrand, de Lyon, ont adressé à l'Académie des sciences un appareil destiné à doser l'éther que l'on fait aspirer au malade. Cet appareil est composé d'un demi-masque qui s'adapte au nez et à la bouche : un tuyau flexible communique avec un ballon dans lequel l'éther tombe d'une manière graduée par un robinet. L'air extérieur pénètre dans ce ballon, et l'éther ne peut s'en échapper grâce à une soupape qui se rélève et s'y oppose. Il résulte de ce mécanisme que l'éther, qui tombe goutte à goutte dans le ballon, est aspiré immédiatement, ce qui permet de connaître d'une manière précise la quantité d'éther qui a été absorbée.

Pendant une opération qui a duré quarante-sept minutes, le malade a été constamment maintenu dans une insensibilité complète et il a absorbé 41 grammes d'éther.

M. Gustave Dudard, dentiste à Bruxelles, a adressé à la société de médecine de Gand, un mémoire sur l'emploi du chloroforme, il propose, afin d'éviter tout accident, de faire aspirer le chloroforme par les narines. Dans ce but, ce médecin a imaginé un petit instrument d'une grande simplicité. Il se compose d'un flacon de cristal à large ouverture, de la contenance d'environ soixante grammes renfermant un petit morceau d'éponge sur lequel on verse du chloroforme ou de l'éther, et d'un appareil en gutta-percha qui s'adapte parfai-

---

* *De l'insensibilité produite par le chloroforme et par l'éther*, Paris 1848, p. 28.

tement à l'ouverture du flacon. De la partie la plus épaisse de ce dernier naissent deux tubes, l'un qui plonge dans le flacon et sert à l'introduction de l'air atmosphérique, l'autre se termine par une embouchure en forme de pavillon qui s'adapte exactement au nez du malade et sert à transmettre l'air chargé des vapeurs de chloroforme.

En agissant ainsi, la bouche reste libre et la respiration se fait naturellement et presque dans les conditions habituelles.

A tous ces appareils et à plusieurs autres, d'une construction plus ou moins ingénieuse, M. Raimbert de Chateaudun a proposé de substituer un procédé très-simple et très-économique. « Je forme, dit l'auteur, avec une feuille de papier carrée de 20 à 25 centimètres, un cornet dont l'ouverture est assez évasée pour embrasser le menton, la bouche et le nez, et je fixe avec des épingles les circonvolutions du papier. J'en coupe ensuite l'extrémité inférieure de manière à y faire une ouverture de 2 centimètres au moins, puis, je remplis ce cône creux jusqu'aux deux tiers, soit avec du linge, soit avec des lanières de papier froissé entre les mains. »

Cet appareil ainsi construit, M. Raimbert y verse du chloroforme et le place sous le menton et le nez du malade. A chaque inspiration, l'air s'introduit par l'extrémité inférieure toujours béante et entraîne les vapeurs du chloroforme.

Ce procédé quelque facile qu'il soit dans son application, a encore été simplifié par M. Simpson qui, depuis fort longtemps a supprimé tous les appareils pour n'employer qu'un mouchoir de poche sur lequel il verse du chloroforme, en ayant la précaution de le tenir à une certaine distance de la bouche du malade afin que l'air libre puisse facilement être aspiré en se mêlant aux vapeurs du chloroforme. Ce procédé aujourd'hui vulgarisé, a été d'abord préconisé par M. François Bradie-Imbach qui, dans un mémoire lu à la société médico-chirurgicale d'Edimbourg, a fait connaître qu'il l'avait employé avec un succès complet sur plus de trois cents personnes. A l'emploi du mouchoir, beaucoup de praticiens ont subtitué une serviette pliée en carrés ou plus simplement encore, de larges compresses pliées en plusieurs doubles. Ce dernier procédé a été mis en usage plusieurs milliers de fois en Crimée et à Constantinople sans qu'on y remarquât aucun inconvénient.

Un médecin russe, M. le professeur Pirogoff, a tenté d'obtenir l'insensibilité au moyen de l'éther sous forme de vapeur injectée dans le rectum. Ce médecin débute par un lavement qui sert à vider le rectum, puis il introduit par l'anus une longue canule en gomme élastique; à cette canule est adaptée une seringue remplie d'éther et qui plonge dans un vase contenant de l'eau très-chaude. L'éther se vaporise aussitôt et l'absorption en est très-rapide. On remarque en effet, après deux ou trois minutes; que l'air expiré des poumons est imprégné d'éther; il ne faut pas habituellement plus de trois à cinq minutes pour obtenir une insensibilité absolue.

M. Simonin fils a imité le médecin russe. Il s'est servi d'un petit appareil consistant en un flacon de cristal à l'ouverture duquel s'adapte un conduit flexible terminé par une canule. Le flacon dans lequel on a versé de 20 à 40 grammes d'éther, est plongé dans l'eau chaude. Les phénomènes s'accomplissent ensuite comme précédemment *.

Dans la même année 1847, époque à laquelle M. Pirogoff expérimentait les vapeurs d'éther, M. Dupuy annonçait à l'Académie des sciences qu'il avait injecté l'éther liquide dans le rectum de plusieurs animaux vivants et qu'il était parvenu à déterminer promptement l'insensibilité. Cette méthode très-simple réussit en effet parfaitement. Nous en avons vu un

---

* De l'emploi de l'éther sulfurique et du chloroforme à la clinique chirurgicale de Nancy, 2 vol. in-8°, par E. Simonin, Paris, 1849.

exemple remarquable chez un jeune garçon auquel il fallait faire l'amputation d'un doigt et qui repoussait avec violence les inhalations de chloroforme. Trente grammes d'éther injectés dans l'anus déterminèrent l'anesthésie en quatre minutes.

L'anesthésie produite par les gaz acide carbonique ou oxyde de carbone, a nécessité l'invention de nouveaux appareils. Ils se bornent presque tous à une vessie ordinaire ou en caoutchouc remplie du gaz que l'on veut faire aspirer et d'un tuyau dont l'extrémité est introduite dans la bouche ou dans les narines, en fermant l'une ou l'autre de ces ouvertures, suivant qu'on se décide à faire l'application de l'un ou l'autre de ces procédés. Un aide presse sur la vessie et le gaz mêlé à l'air atmosphérique s'introduit dans les poumons à chaque inspiration.

La question du dosage des agents anesthésiques a vivement préoccupé les médecins opérateurs. Cette question semblait, en effet, présenter un intérêt de premier ordre, mais l'expérience n'a point tardé à démontrer que les dangers auxquels sont exposés les malades, tiennent bien moins à la quantité de l'agent anesthésique absorbé, qu'aux dispositions passagères ou inhérentes à l'organisation individuelle. Aussi, s'arrête-t-on moins aujourd'hui à la quantité du liquide absorbé qu'aux effets qu'il produit. Leur manifestation devient le guide de l'expérimentateur et elle lui indique s'il doit continuer, suspendre ou supprimer l'action des agents anesthésiques.

Nous ne reviendrons pas sur les appareils adaptés à l'anesthésie locale, nous avons dû les décrire dans le chapitre précédent.

EFFETS PHYSIOLOGIQUES

DE L'ADMINISTRATION DES ANESTHÉSIQUES.

Les agents divers employés pour déterminer l'anesthésie ont, on ne saurait le méconnaître, une action spéciale qui varie selon leur activité, la nature de leur composition et leur état liquide ou gazeux. Toutefois, ils déterminent tous, bien qu'à des degrés divers, la même série de phénomènes et les mêmes résultats.

Ces phénomènes nous paraissent pouvoir être divisés en cinq périodes distinctes :

Première période.

Lorsqu'un malade doit être soumis à l'influence d'un agent anesthésique, il se produit immédiatement en lui et quelquefois à son insu, une impression nerveuse qui se manifeste par une accélération du pouls, des battements de cœur, une inquiétude : phénomènes qui, chez les uns, produisent l'excitation et chez les autres un abattement profond. Les premiers parlent, s'agitent et font des recommandations qui trahissent leur inquiétude. Les autres pâlissent, ferment les yeux et semblent se résigner à tous les événements possibles bien que la préoccupation de leur esprit soit également très-vive. Chez quelquesuns, le besoin d'uriner devient impérieux, ils demandent à le satisfaire, chez d'autres, la peau sécrète une sueur froide qu'on remarque surtout sur le front. Chez le plus petit nombre, on observe une impassibilité calme et résignée.

Deuxième période.

Les dispositions premières des malades soumis à l'action des agents anesthésiques, exercent une influence très-prononcée sur les phénomènes de la seconde période.

Les personnes excitables et vivement préoccupées se plai-

gnent promptement de malaise, de suffocations; elles re-
poussent la main de l'opérateur, font effort pour éloigner
l'instrument ou le mouchoir imprégné du liquide anesthésique ; si on leur résiste, elles se livrent quelquefois à des
actes d'une grande violence. Nous avons vu un jeune officier
soumis aux inhalations de l'éther, qui, tout à coup s'est levé
comme un furieux, menaçant de sa colère quiconque oserait
l'aborder ; il a fallu six hommes d'une grande force pour
parvenir à le contenir ; mais, malgré tous les efforts, il a été
impossible de l'amener à la période de collapsus.

D'autres malades, doués d'une grande impressionnabilité,
éprouvent à peine les phénomènes d'excitation, une toux légère, un faible larmoiement, quelques légers soubresauts dans
les tendons des muscles de l'avant-bras, trahissent seuls l'exci-
tabilité nerveuse.

Il n'est pas rare de rencontrer des malades qui semblent
s'endormir presqu'immédiatement après les premières inhalations. Mais bientôt après ils se réveillent et résistent longtemps à l'action des anesthésiques. Contrairement aux suppo-
sitions qu'avait fait naître la théorie, ce sont souvent les
femmes et les sujets d'un tempérament nerveux qui présentent cette résistance. Il faut alors beaucoup de temps et
beaucoup de prudence pour vaincre cette excitation nerveuse.
Nous avons vu de jeunes femmes, des enfants chez lesquels il
a fallu employer, trente, quarante et même soixante grammes
de chloroforme pour obtenir un sommeil profond. Quelquefois même, nous avons dû renoncer à poursuivre l'opération
dans la crainte de déterminer finalement des accidents redoutables.

Durant tout le cours de cette période, le pouls s'accélère,
les malades agitent les membres, prononcent des paroles in-
cohérentes, tiennent quelquefois des conversations avec des
personnes que leur imagination suppose présentes, mais bien-

tôt la parole s'embarrasse, les mots sont mal articulés, la sensibilité de la peau diminue, ce qu'on constate en la pinçant avec force, enfin, le sommeil se prononce et le ronflement se fait entendre.

Nous avons vu quelques personnes d'un caractère ferme qui rendaient compte à haute voix de toutes les impressions qu'elles éprouvaient; l'une d'elle notamment nous disait : « Je sens ma respiration gênée, mes oreilles tintent, mes idées se troublent, mon cœur bat avec force, il m'est impossible de lever les membres, j'entends encore et c'est à peine si je puis répondre. Je sens que je suis sous la puissance d'une force qui me paralyse et à laquelle je ne puis me soustraire. » Son dernier mot fut : « Je n'entends plus, je suis comme si j'étais mort. » L'homme qui parlait ainsi avait quarante-huit ans , et il était chloroformé pour obtenir la réduction d'une luxation qui datait de six semaines.

Troisième période.

Le sommeil est complet, le pouls se ralentit, il tombe de cent ou cent vingt pulsations à soixante, et quelquefois à cinquante. L'insensibilité est absolue, les piqûres, les incisions ne produisent aucune impression appréciable. Chez quelques malades, les paupières sont complétement closes, la face pâle, les traits affaissés ; chez d'autres, les yeux sont convulsés, le globe oculaire est porté en haut, les paupières sont entr'ouvertes, la peau colorée, le front couvert de gouttes de sueur. La respiration est courte, anxieuse, bruyante, accompagnée d'un ronflement auquel on a donné le nom de runcus ; les muscles sont dans la résolution la plus complète, lorsqu'on soulève les membres, ils retombent immédiatement de tout leur poids. Chez les vieillards et chez les enfants , il arrive fréquemment que l'intestin expulse les matières fécales et que la vessie se vide.

Il n'est pas rare, dans cette période, de voir des malades tourmentés tout à coup par le besoin de vomir; surtout lorsqu'ils ont mangé peu de temps avant d'être soumis à l'action des anesthésiques. Assez souvent, lorsque les vomissements surviennent, les malades se réveillent puis se rendorment plus profondément qu'auparavant.

Ce n'est pas non plus un cas très-rare que de voir les malades se réveiller brusquement sous l'impression de la douleur produite par la première incision. Il est alors bien difficile de les replonger dans le sommeil quelle que soit la dose de l'anesthésique qu'on administre. Malgré l'engourdissement des malades et leur insensibilité apparente, on en voit quelques-uns qui poussent des cris pendant tout le cours de l'opération, qui se plaignent de douleurs produites par toute autre cause que celle qui est véritable, qui croient qu'on leur marche sur le pied, tandis qu'on leur coupe la jambe, ou qui s'imaginent assister à une lutte dans laquelle ils reçoivent des coups. Mais au réveil, ils ignorent complétement ce qui s'est réellement passé, et le plus souvent, ils n'ont aucune conscience des cris qu'ils ont poussés et des opérations qu'ils ont subies.

La nature des agents anesthésiques influe notablement sur les phénomènes de cette période. Lorsqu'on se sert de l'éther, les malades éprouvent fréquemment des rêves agréables dont ils conservent quelquefois le souvenir après le réveil. Nous avons vu une jeune dame, musicienne habile qui, pendant qu'elle subissait une ablation des amygdales, s'imaginait composer un opéra dont elle était ravie. A son réveil, elle demanda avec la plus vive insistance d'être replongée dans le sommeil anesthésique pour poursuivre une composition musicale qui lui avait donné les plus douces émotions de sa vie.

Le chloroforme et l'amylène jettent les malades dans un engourdissement profond. Leurs rêves sont sans suite, et au réveil ils n'en conservent aucun souvenir.

5

Quatrième période.

A l'engourdissement profond, dont la durée a considérablement varié suivant la quantité de l'agent anesthésique employé, et surtout, selon les dispositions individuelles, succède un retour progressif aux phénomènes de la vie de relation. Ce retour se manifeste par le mouvement des membres, des plaintes, quelquefois des cris, les paupières s'entr'ouvent, puis retombent comme chez un homme ivre qui fait effort pour voir. Quelquefois, à ce réveil incomplet, succède un sommeil naturel très-calme et dont la durée se prolonge d'une manière très-variable.

Chez quelques personnes les yeux s'ouvrent brusquement, la parole redevient nette et facile, elles ont un souvenir vague des derniers instants de leur sommeil, mais elles ignorent ce qui s'est passé. Elles demandent si l'opération va bientôt commencer et, lorsqu'on leur dit qu'elle est terminée, elles doutent et souvent accusent le médecin de les tromper.

Dans cette période, le pouls redevient à son état normal, la respiration reprend sa régularité, l'haleine exhale quelque temps encore l'odeur de l'anesthésique employé surtout lorsqu'on s'est servi d'éther.

Cinquième période.

Le malade semble être revenu à son état habituel, mais si l'opération pratiquée lui permet de se tenir debout, il est tout étourdi, il chancelle sur ses jambes, et quelquefois il sent que ses forces vont l'abandonner et qu'une syncope le menace. On est obligé de lui laver le front et la face avec de l'eau fraîche aromatisée, avec un vinaigre de toilette ou avec de l'eau de Cologne. Il n'est pas rare de rencontrer, chez les femmes surtout, une disposition à une sensibilité excessive, elles s'irritent promptement ou pleurent avec facilité. Chez quelques-unes cet état se prolonge durant plusieurs jours.

Nous avons eu occasion de voir une dame chez laquelle, à la suite du sommeil anesthésique déterminé par le chloroforme, il est survenu des besoins très-fréquents d'uriner qui se sont prolongés durant huit jours.

Contrairement à l'opinion publique, qui attribue aux anesthésiques des effets durables ou au moins longtemps prolongés sur le système nerveux, nous devons déclarer que nous n'avions rien observé de semblable, et qu'il n'existe qu'un très-petit nombre de faits que nous rapporterons bientôt, qui puissent affaiblir l'assertion que nous émettons.

Effets pathologiques.

Les premiers effets des inhalations de chloroforme, d'éther, ou d'amylène, sont d'une sensation désagréable. Ces vapeurs irritent la gorge et les bronches à la façon d'un corps étranger, déterminent des picotements et ensuite de la toux. Mais bientôt les vapeurs anesthésiques, lorsqu'elles sont dirigées avec ménagement sont supportées, la membrane muqueuse s'habitue à leur contact, l'agitation se calme, et disparaît complétement.

Le sommeil léthargique qui se produit, arrive après un temps variable. Tantôt trois, quatre minutes suffisent pour le déterminer, mais il n'est pas rare de voir les malades résister plus longtemps et n'éprouver l'anéantissement qu'après quinze, vingt et vingt-cinq minutes.

Les phénomènes produits par les vapeurs anesthésiques sont de deux sortes, locaux et généraux.

Phénomènes locaux.

A ceux-ci, se rattachent les picotements à l'isthme du gosier, la toux, les contractions glottiques, l'excitation des membranes muqueuses, ce qui détermine une sécrétion plus abondante des glandes salivaires et de la muqueuse buccale et pharyngienne. Dans certains cas plus prononcés, il se forme de l'écume qui s'échappe par les commissures des lèvres.

La substance employée comme agent anesthésique, agit en peu de temps sur la sensibilité et la motilité des organes de la bouche et de la gorge. Cette action locale, ou pour mieux dire cette anesthésie locale est mise hors de doute par les expériences de M. Flourens, qui parvint à engourdir la moitié du corps chez les animaux, par celles de M. Simpson avec le chloroforme, par celles faites avec l'oxyde de carbone de MM. Ozanam et Tourdes, enfin par tous les essais tentés pour obtenir l'abolition de la sensibilité dans une certaine partie du corps. D'après les recherches de MM. Serres et Flourens sur les nerfs soumis à l'action des hyposthénisants, on est en droit de supposer un action plus rapide sur les organes de la bouche et de la gorge que sur les parties recouvertes d'épiderme.

Les membranes muqueuses protégées seulement par un épithélium extrêmement mince, lubréfiées sans cesse par des liquides, se trouvent dans les conditions les plus favorables à l'action de la substance anesthésiante.

Les nerfs sont en contact presqu'immédiatement avec le liquide salivaire qui fixe les vapeurs et les dissout en partie, aussi sont-ils rapidement impressionnés. Le voile du palais se relâche et tombe, les mouvements de la langue s'embarrassent, elle devient paresseuse, les sons sont mal articulés, le larynx devient insensible et la glotte perd ses contractions spasmodiques. De là difficulté et plus tard impossibilité de la déglutition, lenteur de la respiration, sommeil profond avec gonflement.

Phénomènes généraux.

Lorsque la substance anesthésique s'est répandue dans toute l'économie, c'est d'abord, suivant Gerdy, une sorte d'ivresse produite par le vin, une satisfaction ineffable et presque voluptueuse chez quelques sujets, une légère excitation suivie de frémissement général, de vibrations nerveuses, quelquefois convulsions, de fourmillements, d'un engourdissement de tout le système musculaire. Le sang subit des modifications très-appréciables, il devient fluide et prend dès les premières inhalations une couleur foncée qui s'accroit à mesure que l'anesthésie se prolonge, il arrive même un moment où il est difficile de distinguer le sang artériel du sang veineux.

Ces faits attestés par les recherches et les remarques d'Amussat, ont été confirmés par les travaux de MM. Pillore et Preisser ; ils réfutent pleinement les assertionss émises par quelques chirurgiens qui prétendaient que les faits avaient été mal observés.

MM. Aug. Duméril et Demarquay ont fait des expériences et ont recueilli des observations qui démontrent que , pendant l'anesthésie, la température du corps est sensiblement abaissée.

Les nombreuses et belles expériences de MM. Flourens et Longet sur les animaux, ont permis d'apprécier la marche successive et progressive des vapeurs anesthésiques sur les centres nerveux. Ils ont constaté que les lobes cérébraux sont d'abord affectés, puis le cervelet, puis la moitié postérieure et les racines sensitives de la moelle épinière, puis la moitié antérieure et les racines motrices de cette même moelle, finalement la moelle allongée et le nœud vital. Ainsi, l'animal soumis au chloroforme, perd d'abord l'intelligence et l'équilibre de ses mouvements, puis le sentiment, puis le mouvement. A ce moment suprême, la vie chassée de proche en proche, se concentre dans la moelle allongée, celle-ci survit seule dans son action, et si elle venait à cesser l'animal périrait bientôt; « car, ajoute M. Flourens, le chloroforme *qui ôte la douleur ôte ausssi la vie.* »

Cette action progressive sur les centres nerveux, si bien décrite par M. Flourens, a donné naissance à diverses réglementations pour l'administration du chloroforme et les chirurgiens se sont empressés, d'après ces données, de tracer les diverses périodes et d'indiquer le point où il faut s'arrêter dans les inhalations des agents anesthésiques.

Blandin établit, d'après M. Longet, trois degrés différents : la première période, ou période de *préparation*, la seconde période ou période d'*éthérisation des lobes cérébraux*, enfin, la troisième période ou période d'*éthérisation de la protubérance*.

Ces périodes se succèdent quelquefois si rapidement que les phénomènes distincts sont difficiles à saisir, aussi les divisions établies par Blandin, furent-elles critiquées par quelques chirurgiens distingués *. Cependant il est aujourd'hui parfaitement admis que l'anesthésie quelque précipitée qu'elle soit, passe par les diverses phases indiquées.

M. Bouisson, guidé également par les expériences de M. Flourens a partagé les effets de l'éther en deux grandes catégories : l'*éthérisme animal* et l'*éthérisme organique*.

L'*éthérisme animal* comprend tous les phénomènes d'excitation, d'insensibilité et de collapsus ; tandis que l'*éthérisme organique* est constitué par l'abaissement de la température et l'affaiblissement graduel des mouvements respiratoires et circulatoires.

Dans la première période la vie n'est point menacée, mais il est important de ne pas poursuivre trop loin les inhalations lorsque le collapsus est manifeste, car alors la limite de la vie à la mort est facile à franchir, et quelques inhalations peuvent suffire pour compromettre l'existence du malade.

En effet, des exemples trop nombreux ont démontré que ce n'est point toujours impunément qu'on s'expose aux effets des anesthésiques ; des malades ont succombé de la manière

---

* *Bulletin de l'académie royale de médecine*, T. XII, 23 mars 1847, p 506.

la plus inattendue, et quelquefois avec une telle promptitude qu'ils on semblé comme sidérés. Il importe de rechercher les causes de cette terminaison fatale et de préciser avec autant d'exactitude que la science le permet le nombre des victimes.

TABLEAU indiquant le nombre de morts occasionnées par les anesthésiques.

NOMS.	AGE.	ÉPOQUE DE LA MORT.	LIEUX.	ANNÉE.
Cas de mort par l'éther.				
Homme	50 ans.	4 h. après l'opération	France.	1847
Thomas Herbert ..	52 ans.	50 h. après l'opération	Angleterre.	
Anne Parkinson...	21 ans.	40 h. après l'opération	Angleterre.	
Albin Burfitt	11 ans.	3 h. après l'opération	Angleterre.	
Dolorès Lopez	50 ans.	7 h. après l'opération	Espagne.	
Ouvrier bavarois .	55 ans.	Mort immédiate.....	France.	
Cas de mort par le chloroforme.				
Homme.........	45 ans.	2 h. $\frac{1}{2}$ après l'opérat^n	France.	1849
Homme.........	40 ans.	12 h. après l'opération	France.	1848
Enfant	13 ans.	Pendant l'opération..	France (Orléans)	1849
Homme.........	18 ans.	Pendant l'opération..	Angleterre.	1854
Lolli.............	»	Mort immédiate	Italie.	1854
Dame	33 ans.	24 h. après l'inhalation	Amérique.	1854
Homme.........	56 ans.	Mort subite........	Amérique.	1854
Dame	25 ans.	Pendant l'opération..	Amérique.	1854
Hamrah-Greener..	15 ans.	Mort immédiate....	Angleterre.	
Mlle Stock	30 ans.	—	France.	
Homme.........	43 ans.	—	Angleterre.	1853
Femme.........	40 ans.	—	Angleterre.	1853
Femme.........	22 ans.	—	Angleterre.	1853
Arthur Walkes....	19 ans.	—	Angleterre.	
Mistriss Simmons	35 ans.	2 min. après le commen^{ent} de l'inhalation	Amérique.	
Homme.........	moyen âge	Mort pendant l'opérat.	Angleterre.	1855
F^{ois} d'Hydérabad ..	Inconnu.	Presque immédiate ..	Inde.	
Walter Badger....	23 ans.	Mort immédiate	Angleterre.	
Daniel Schlyg	24 ans.	Pendant l'opération..	France.	
Blessé de juin....	j^{ne} hom.	— ..	France	
Pétronille	36 ans.	2 jours après l'opérat.	Italie.	
Ch. Desnoyers	22 ans.	Mort immédiate.....	France.	
Samuel Bennett ..	36 ans.	10 minutes........	Angleterre.	
Jeune garçon.....	19 ans.	Un $\frac{1}{4}$ d'heure après l'inhalation....... ..	Allemagne.	1853
Femme	40 ans.	2 min. après l'inhalat.	France (Paris).	1854
Jeanne Morgan ...	59 ans.	Mort immédiate.....	Angleterre.	1854

NOMS.	AGE.	ÉPOQUE DE LA MORT.	LIEUX.	ANNÉE
Hull	49 ans.	40ʰ apr. l'adm. du chl.	Angleterre.	1854
Mᵐᵉ Labrune.....	33 ans.	Mort immédiate.....	France.	
Serrier	17 ans.	—	France.	
Inconnu	»	—	Angleterre.	
Mᵐᵉ Simon	36 ans.	—	France	
H. Hollingworth ..	»	—	Angleterre.	
Soldat au 27ᵉ de lig.	25 ans	—	France.	
Caroline Barties...	28 ans.	—	Angleterre.	
Mᵐᵉ W...........	32 ans.	—	Allemagne.	
Breton	34 ans.	—	France.	
Homme	»	Deux minutes	—	
Homme mulâtre ..	45 ans.	Pendant l'opération..	Angleterre.	
Femme	20 ans.	Mort immédiate	Allemagne.	
Hommes	»	Deux minutes......	France.	
Cas de mort par l'amylène.				
Homme	33 ans.	Pendant l'opération..	Angleterre.	1857
Homme	»	— ..	—	1857

Il résulte de ces tableaux qu'on connaît, jusqu'à ce jour,
48 cas de mort produits par les anesthésiques, 32 chez les
hommes, 16 chez les femmes.

Si on s'occupe de l'âge, on trouve que le plus âgé avait
59 ans et le moins âgé 11 ans.

En ce qui concerne les pays divers où les cas de mort ont
été observés, on trouve :

Pour la France 17
— l'Angleterre. 20
— l'Amérique. 4
— l'Allemagne. 3
— l'Espagne. 1
— l'Italie 2
— l'Inde 1

Les médecins sont loin d'être unanimes dans les explications
données sur les causes de la mort. Les uns y ont vu une asphyxie véritable, d'autres l'ont considéré comme un empoison-

nement ; à ces assertions ils ont ajouté la syncope et la pros-
tration nerveuse. Chacun d'eux a cité des faits à l'appui de
son opinion.

MM. Blatin et Labarre considèrent comme causes principales de l'asphyxie mécanique, l'occlusion de la bouche, l'obs-
truction de la trachée par des mucosités, le refoulement de la
langue vers le larynx et l'application trop exacte de la serviette
imprégnée de chloroforme sur le nez et la bouche. L'asphyxie
toxique est déterminée par l'introduction d'une trop grande
quantité de vapeurs anesthésiques sans un mélange suffisant
d'air atmosphérique. Dans ce cas, les nerfs qui se rendent aux
organes respiratoires sont vivement impressionnés et déterminent la paralysie des muscles du larynx.

Nous ne nous arrêterons point à discuter *l'exactitude* théo-
rique de ces explications ; tout ce que nous constaterons, c'est
que dans l'un et l'autre cas, l'hématose est empêchée par le
défaut d'air respirable et que les caractères nécroscopiques
ne permettent point de saisir la plus légère différence entre ces
deux formes d'asphyxie.

Pour M. Jules Guérin, la mort est produite par l'ébranle-
ment du système nerveux et par sidération. Il a formulé dans
la gazette médicale les trois propositions suivantes : 1º Que
l'agent toxique ne cause ni n'a jamais causé d'accident par
asphyxie passive, par insuffisance d'air ; 2º que la mort peut
arriver de deux façons : tantôt par une succession régulière et
progressive des effets de l'anesthésie, par une sorte d'asphyxie
toxique, tantôt subitement et par une sorte de sidération ;
3º qu'à une certaine dose, le chloroforme tue toujours, mais
qu'à la même dose il est sans danger pour le plus grand
nombre et mortel pour certaines personnes en raison de dispositions particulières inconnues.

M. Robert admet la syncope et la sidération. La mort, dit-
il, parait causée en général par la cessation brusque des mou-

vements du cœur, par une véritable syncope. En effet, dans la plupart des cas de morts observés jusqu'à ce jour, il n'y avait pas eu administration excessive de l'agent anesthésique. Il y a plus, les mêmes sujets ont pu être soumis plusieurs fois impunément à l'action des anesthésiques bien que finalement, sous l'influence de causes inaperçues, ils aient succombé à la dernière expérience.

Les recherches toutes récentes de M. Em. Fernet [*] serviront peut-être bientôt à jeter la lumière sur les causes jusqu'ici fort obscures de la mort produite par les agents anesthésiques. Ce chimiste est parvenu à démontrer que les phénomènes d'absorption ou de dégagement du gaz qui ont lieu dans les organes respiratoires des animaux, soit normalement, soit d'une manière accidentelle, peuvent être expliqués par la simple loi de la dissolution. Or, tous les faits connus tendent à faire admettre que, pour le sang en particulier, l'absorption des différents gaz s'accroît en raison de la quantité plus ou moins considérable des différents sels contenus dans le sérum. Mais dans ce cas, l'absorption est un phénomène complexe, dépendant à la fois de la dissolution simple et de la combinaison chimique, ainsi, l'absorption de l'oxygène détermine des combinaisons très-promptes ; tandis que l'acide carbonique pénètre dans les organes sans subir de modification chimique sensible.

Il résulte de ces faits que, pour l'acide carbonique, il s'opère une action dissolvante et que la quantité totale de gaz absorbé est une fois et demie égale à celle qu'absorberait l'eau pure dans les mêmes circonstances. Pour l'oxygène, au contraire, c'est surtout une action dissolvante, que tend à diminuer la présence de certains sels tel que le chlorure de sodium.

---

[*] *Sur l'absorption et le dégagement des gaz par les dissolutions salines et par le sang. Comptes-rendus de l'académie des sciences. T. XLVI, p. 620 ; 1858.*

M. Em. Fernet s'exprime ainsi en indiquant les conclusions de ses travaux : « Il en résulte que le sérum n'est pas seulement un liquide contenant les éléments de la nutrition, et d'une densité telle, que les globules s'y puissent conserver, c'est encore un liquide dont la constitution chimique est appropriée au maintien d'un équilibre particulier pour chacun des gaz auxquels il doit servir de véhicule. Tout porte à croire même que, dans les cas où l'on observe des perturbations apportées dans la respiration par des changements dans les proportions des substances dissoutes, elles sont dues bien plutôt à une différence d'action du liquide sur le gaz, qu'à une différence de densité altérant la constitution des globules. Toutefois le sérum n'est qu'un intermédiaire qui dégage, sous de simples actions physiques, les gaz qu'il a absorbés*. »

Si nous appliquons maintenant le résultat de ces importantes expériences aux phénomènes produits par le chloroforme, dont les éléments chimiques offrent une quantité considérable de carbone, nous expliquerons facilement l'absorption des vapeurs de ce liquide, puis le changement rapide du sang noir en sang rouge et peut-être aussi la présence des globules gazeux dans les veines, observés chez plusieurs individus qui avaient succombé pendant l'anesthésie et qui ont pu se dégager du sérum du sang sous l'influence d'une pression ou d'une température différente de celles qui agissaient primitivement.

Les autopsies ne nous ont pas éclairé d'une manière plus satisfaisante sur les causes de la mort.

Amussat qui a fait de nombreuses recherches sur ce point a constaté sur les animaux qu'il avait fait périr par l'inhalation prolongée de l'éther que le sang était extraordinairement fluide, qu'il était noir dans les veines et dans les artères, que le cœur était distendu par une grande quantité de sang, que le cerveau

---

* *Comptes-rendus de l'Académie des sciences*, T. XLVI, page 675, 1858.

était un peu injecté ; les poumons ne lui ont rien offert de particulier.

Le docteur de Confervon, médecin des hôpitaux de Langres, a fait l'autopsie d'une jeune dame de trente-trois ans qui venait de succomber à l'éthérisation en moins de quinze secondes. Il a trouvé le cerveau et particulièrement les veines du crâne, gorgés de sang noir et fluide ; la substance de l'encéphale incisée était picotée de points rouges, les vaisseaux capillaires, ouverts par l'instrument, laissaient suinter du sang noir en gouttelettes, une sérosité assez abondante remplissait le canal vertébral et s'élevait jusqu'à la base du crâne. Dans toutes les veines de cette dernière région, dans celle même du plus petit calibre, il existait une quantité notable de bulles d'air facile à déplacer et fractionnant le liquide par petites colonnes. Le cœur était flasque, une ponction pratiquée à l'oreillette gauche laissa échapper du sang noir, fluide, accompagné d'un dégagement d'air sous forme de bulles. Les poumons, parfaitement crépitants dans toute leur étendue, offraient une teinte grise, ardoisée, uniformément répandue.

Ces caractères n'ont aucune valeur spéciale. On ne les a pas retrouvés chez d'autres sujets qui ont également succombé à l'anesthésie. Chez le jeune garçon qui a succombé à l'Hôtel-Dieu de Lyon en 1849, l'autopsie a présenté : Le cœur d'un volume normal, affaissé, vide d'air et de sang, les parois ventriculaires étaient seulement humectées par une écume fine, très-rouge, donnant l'idée du sang battu par les colonnes charnues du cœur. Les veines caves et la veine porte étaient distendues par un sang noir, fluide très-abondant ; les poumons offraient une teinte noire ardoisée, fort prononcée.

Dans l'un des deux cas de mort déterminés par l'amylène, et rapportés par M. Snow, on constata que le sang était liquide, sans aucune odeur d'amylène, les cavités du cœur étaient à moitié distendues par du sang noir ; celui-ci, examiné au microscope, fut reconnu sain. Les poumons étaient pleins de sang avec des extravasations disséminées dans plusieurs points. Le cerveau et la moelle épinière étaient à l'état normal.

On ne possède aucun cas de mort occasionnée chez l'homme par l'acide carbonique ou le gaz oxyde de carbone, mais il est évident que dans ce cas d'asphyxie on retrouverait tous les caractères connus et très-souvent observés chez les individus qui, volontairement ou accidentellement, ont succombé à l'action prolongée de l'un de ces gaz.

L'opinion publique et les tribunaux de l'Angleterre et de la France se sont émus des déplorables événements occasionnés par les anesthésiques. La question de responsabilité médicale a été soulevée et longuement débattue ; malgré tout l'intérêt qu'elle peut offrir, nous ne la traiterons pas dans ce mémoire, car elle nous paraît s'éloigner des termes du programme donné par la Société des sciences médicales.

D'ailleurs, malgré l'opposition de quelques médecins, malgré les avertissements et les condamnations de plusieurs tribunaux, l'emploi des anesthésiques est tombé dans la pratique habituelle des médecins, il ne se passe point de jour sans que plusieurs malades ne soient soumis à l'action de ces agents, et le nombre d'accidents, comparé aux expériences multipliées, se trouve dans des proportions si minimes qu'il ne saurait arrêter l'opérateur le plus timide à moins de contre-indication évidente.

La guerre récente de Crimée est venue d'ailleurs fournir un argument presqu'irrésistible en faveur des anesthésiques. M. Baudens rapporte « que les médecins de l'armée d'Orient ont administré le chloroforme avec une grande prudence, s'arrêtant à la période d'insensibilité et ne la dépassant jamais avec intention. Aussi n'a-t-on eu aucun accident mortel à déplorer, quoique pendant la campagne d'Orient le chloroforme ait été employé trente mille fois au moins [*]. »

Ces faits importants sont confirmés par M. l'inspecteur Scrive, dans sa *Relation médico-chirurgicale de la campagne d'Orient* (page 465).

IDIOSYNCRASIES.

INDICATIONS ET CONTRE-INDICATIONS.

Jusqu'à ce jour, l'observation démontre que, ni la constitution, ni l'âge, ni le sexe, ne sont des conditions suffisantes pour découvrir l'impressionnabilité des individus que l'on veut soumettre au chloroforme. Des hommes robustes tombent presque subitement dans le sommeil anesthésique, tandis que de jeunes enfants résistent longtemps. Il n'est pas rare de voir des femmes rester presque réfractaires à l'action du chloroforme, malgré les doses énormes employées pour les endormir. Nous avons vu une demoiselle à qui on se proposait de pratiquer l'opération de la fistule lacrymale, et chez laquelle quatre-vingt-dix grammes de chloroforme de très-bonne qualité et très-régulièrement administré n'ont pas suffi à déterminer le sommeil.

Par contre, d'autres personnes sont douées d'une susceptibilité extraordinaire. M. Scoutetten, médecin en chef de l'hôpital militaire de Metz, en cite un exemple très-remarquable présenté par une demoiselle. « Me trouvant placé à côté d'elle, dit-il, pour voir l'un de ces spectacles forains où l'on exécutait la suspension dite éthéréenne, l'acteur, pour mieux tromper les spectateurs, jeta sur le parquet du théâtre une petite quantité d'éther dont les vapeurs se répandirent dans la salle au lever du rideau. A l'instant, et sans aucun prélude, cette demoiselle tomba endormie, la sensibilité était éteinte et tout sentiment de relations extérieures avait disparu. Ce fait m'impres-

---

[*] *Souvenirs d'une mission médicale à l'armée d'Orient*, par L. Baudens, in-8°, 1857, p. 6.

sionna vivement ; j'interrogeai plus tard cette demoiselle, et j'appris qu'il suffit de déboucher un flacon d'éther, dans une chambre et même dans une église, pour que le sommeil arrive aussitôt que les vapeurs de ce liquide lui parviennent.*. »

Le même auteur rapporte un fait non moins curieux d'anesthésie intermittente, qui est peut-être unique jusqu'à ce jour ; il a été signalé par un de ses confrères, le docteur Defer.

Il s'agit d'une malade à laquelle on avait administré six grammes d'éther en lavement. Le sommeil et l'insensibilité furent complets, mais ce qu'il y eut de remarquable, c'est que, pendant près de dix-huit jours, à dater de l'éthérisation, la malade eut des alternatives périodiques de veille et de sommeil, avec insensibilité et abolition des fonctions de l'intelligence.

Une seconde éthérisation, nécessitée par la maladie, amena les mêmes résultats. On vit se reproduire les alternatives de veille et de sommeil précédemment observés, et qui durèrent à peu près le même laps de temps que la première fois. Cette fille voulait-elle manger, porter une cuillerée de soupe à la bouche, tout à coup la cuillère lui échappait de la main, la tête retombait sur l'oreiller, un sommeil calme survenait pendant quelques minutes, puis, le réveil s'opérant, elle reprenait sa cuillère et mangeait. Ces effets surprenants se reproduisirent sous l'influence d'une troisième administration de l'éther.

Quels que soient les faits que l'on pourrait citer, on ne peut méconnaître qu'il existe des conditions individuelles, inappréciables par le médecin, conditions extrêmement variables, permettant de chloroformer plusieurs fois le même sujet sans inconvénient ; puis, des modifications inconnues survenant, l'anesthésie détermine tout à coup des accidents graves ou même la mort.

---

* *Histoire du chloroforme et de l'anesthésie en général. Travaux de la Société des Sciences médicales de la Moselle*, 1852-1853.

Nous pourrions maintenant traiter des indications et des contre-indications de l'emploi des anesthésiques ; mais, des explications déjà données nous permettent de nous borner à quelques remarques très-courtes.

Beaucoup de praticiens ont recommandé de ne jamais recourir à l'anesthésie chez les enfants au-dessous de dix-huit mois : cette réserve nous paraît exagérée. Nous l'avons employé et vu très-souvent mettre en usage chez les enfants de cinq et six mois, et toujours sans aucun inconvénient.

L'anesthésie a encore été proscrite pour les cas d'ablation des amygdales ou de différentes maladies de la bouche nécessitant une opération. C'est encore pousser la réserve trop loin ; on peut y recourir, dans une sage mesure, pour obtenir du calme et supprimer les mouvements violents qui peuvent troubler l'opérateur et exposer le malade à des blessures fâcheuses.

Mais il y a véritablement contre-indication dans toutes les maladies graves ayant amené l'épuisement, dans les affections des organes de la respiration ou de la circulation.

Il faut la proscrire chez les personnes prédisposées à la syncope, aux hémorrhagies et à l'exaltation du système nerveux.

Dans tous les cas, la sagacité et l'expérience du médecin, sont les véritables guides de la conduite à tenir. Toutes les recommandations seraient insuffisantes si la prudence et les enseignements de la science ne dirigeaient sa décision et ses actes.

PARALLÈLE

ENTRE LES DIFFÉRENTS AGENTS ANESTHÉSIQUES.

Quel est l'agent le plus convenable pour produire l'anesthésie ? Quel est celui qui doit être préféré ?

Telle est la question que les chirurgiens se posèrent au début de la découverte des propriétés de l'éther et du chloroforme. Des arguments nombreux furent présentés par les partisans de l'un ou l'autre des agents pour soutenir celui qui avait obtenu leur prédilection. M. Simpson mit en œuvre toute sa logique pour démontrer que le chloroforme l'emporte beaucoup sur l'éther. Les principales raisons qu'il fait valoir sont : que le chloroforme a une odeur aromatique plus agréable que celle de l'éther ; que sa saveur sucrée est mieux supportée, que sa pureté est plus facile à vérifier, que l'insensibilité s'obtient avec plus de rapidité, que cent à cent vingt gouttes suffisent à beaucoup de malades pour obtenir une anesthésie complète, qu'il ne faut point, comme pour l'éther, un appareil spécial pour son administration. L'opinion de M. Simpson fut fortement appuyée par MM. Roux et Velpeau, et, il faut le reconnaître, presque tous les chirurgiens de l'époque actuelle ont adopté leur sentiment. Toutefois, M. Pétrequin a formulé une opinion tout à fait opposée, il a eu aussi quelques partisans, mais ils diminuent chaque jour. D'autres médecins, tels que MM. les professeurs Sédillot et Bouisson ont adopté les opinions intermédiaires qui les porte à croire que l'éther doit être réservé aux individus affaiblis et que le chloroforme doit être particulièrement adopté pour les sujets jeunes et robustes.

La discussion soulevée sur les mérites et les inconvénients de l'éther et du chloroforme, semblait devoir s'effacer complétement devant les avantages de l'amylène qui, au dire de MM. Snow et Giraldès, devait laisser bien loin en arrière ses prédécesseurs. Suivant ce dernier auteur, l'anesthésie provoquée par l'amylène ne détermine chez les enfants ni réaction, ni agitation, ni mouvement convulsif. Il est bien vrai que le chloroforme est plus puissant que l'amylène, toutefois, il est plus dangereux, il donne lieu souvent à des vomissements, il provoque des spasmes et enfin il détermine quelquefois la mort avec une rapidité foudroyante.

L'amylène au contraire, ne produit aucun de ces funestes effets, ainsi que nous l'avons déjà dit. La sensibilité reparaît vite, les enfants n'en semblent pas affectés, on peut l'employer peu de temps après le repas, même chez les enfants qui sont épuisés. M. Giraldès pense que si le chloroforme et l'éther peuvent répondre à des médications spéciales, l'amylène dans tous les cas, offre des avantages incontestables qui doivent le faire préférer aux autres agents anesthésiques.

Cette opinion, défendue avec talent par son auteur, n'a malheureusement pas tardé à être infirmée par les événements funestes que nous avons rapportés, et aujourd'hui, le chloroforme a repris sans conteste le premier rang.

Nous ne comparerons pas les effets de l'acide carbonique et de l'oxyde de carbone avec ceux des autres agents anesthésiques, l'expérience n'est pas faite sur ce point et la science doit attendre avant de se prononcer.

ANESTHÉSIE.

PRÉCAUTIONS A PRENDRE.

Lorsque la nécessité de l'anesthésie est démontrée, il est indispensable de prendre plusieurs précautions avant et pendant l'opération.

Le chirurgien doit d'abord s'assurer de la pureté de la substance qu'il a entre les mains. En effet, plusieurs procédés de préparation ont été proposés et employés par MM. Flandin, Pierloz, Soubeiran et Mialhe. Quel que soit celui de ces procédés employés pour la préparation, on reconnaît que ce liquide est de bonne qualité lorsque quelques gouttes de chloroforme étant versées dans un verre à expériences à moitié plein d'eau, elles gagnent immédiatement le fond du vase en conservant leur limpidité. Lorsqu'au contraire le chloroforme est impur, il prend, en se précipitant, une teinte blanchâtre opaline des plus prononcée. En général lorsque le chloroforme

n'est pas pur c'est qu'il contient une certaine portion d'alcool
absolu, condition fâcheuse qui le rend très-irritant et peut
même aller jusqu'à cautériser la membrane muqueuse.

Lorsque le malade doit être soumis aux inhalations de l'é-
ther ou du chloroforme, il sera à jeun, car, ainsi que l'ont
remarqué plusieurs praticiens et particulièrement M. Ancelon,
la plénitude de l'estomac détermine de l'anxiété, de l'agitation,
le développement des gaz, circonstance qui peut interrompre
mécaniquement la circulation veineuse et la respiration. Mais
ce que l'on doit particulièrement craindre, c'est le vomissement
qui, en s'ajoutant à l'affaiblissement produit par l'anesthésie,
peut être rapidement suivi d'une syncope grave et même
mortelle. Le malade devra être couché horizontalement, situation
favorable pour s'opposer au développement d'une syncope. Le
corps sera tout à fait libre, afin de n'entraver aucun mouvement,
la cravate enlevée, la chemise déboutonnée, toute compression
abdominale supprimée afin de ne gêner en rien l'action des
muscles dans l'acte de la respiration. M. Giraudet a signalé la
compression de l'abdomen comme pouvant être une cause de
mort.

Au début de la méthode anesthésique, plusieurs praticiens
ont pensé qu'il était prudent avant de pratiquer l'opération,
de soumettre le malade à des tentations qui permissent d'apprécier son degré d'impressionnabilité aux agents anesthésiques.
Mais cette méthode n'ayant d'autre résultat que d'incommoder
inutilement les blessés et de multiplier peut-être les chances
d'accidents, on a tout à fait renoncé à ces expériences inutiles
auxquelles on avait donné le nom de période d'essai.

La première condition pour déterminer l'anesthésie, est de
ne point agir avec précipitation. Il convient d'abord de bien
constater l'état du pouls, de compter même les pulsations,
puis, soit qu'on se serve d'un appareil spécial ou simplement
de la serviette, de procéder de façon à introduire constamment

une quantité notable d'air avec l'agent anesthésique. Cette quantité d'air atmosphérique a été aussi l'objet d'un examen sérieux. Quelques médecins ont pensé qu'il devait être dans la proportion des trois quarts avec un quart de vapeur anesthésique. D'autres ont admis qu'un tiers et même moitié suffisait. Ce dosage exact est tout à fait impossible. Les effets produits tiennent moins en raison à la quantité de vapeur anesthésique qu'à l'impressionnablilité des individus. Aussi ne saurions-nous trop répéter que, en toutes circonstances, il faut agir avec une grande circonspection. On devra donc approcher lentement la serviette chargée de chloroforme des voies respiratoires, puis, selon les phénomènes qui se manifestent, on la rapprochera peu à peu en diminuant la masse d'air atmosphérique sans jamais la supprimer complétement. Durant tout le cours de l'opération, un aide suivra attentivement les battements du pouls, et il indiquera promptement à l'opérateur les changements qu'il aura remarqués. La même surveillance devra s'exercer sur les phénomènes respiratoires, et il sera également utile d'étudier l'état de la face pour reconnaître s'il ne se produit point une congestion cérébrale manifestée par l'injection des yeux et la turgescence des tissus.

Il est prudent de ne jamais employer les anesthésiques sans être assisté d'une ou de plusieurs personnes intelligentes. Souvent il sera utile d'encourager le malade par de bonnes paroles, de lui indiquer la position qu'il doit prendre et le soin qu'il doit mettre à ne point opérer des inspirations trop larges et trop profondes.

Lorsque les premiers temps de l'opération se passent simplement et avec régularité, on peut hâter l'anesthésie en augmentant la puissance des vapeurs que l'on fait respirer. Pour atteindre ce but, on renouvelle les doses de chloroforme et l'on rapproche le mouchoir de la face. Dès que le malade ne répond plus aux questions qu'on lui adresse, dès qu'il ne manifeste plus aucune douleur , lorsqu'on le pince ou qu'on lui pique la peau, lorsque les membres soulevés retombent par leur propre poids, l'anesthésie est complète.

Arrivé à ce terme, il ne faut pas le franchir, car quelques inspirations de plus pourraient entrainer l'asphyxie et compromettre sérieusement la vie. L'attention doit toujours être portée sur le pouls, qu'on ne doit jamais laisser descendre au-dessous de cinquante pulsations

Quelques chirurgiens et spécialement MM. Blandin, Gerdy, Baudens ont fixé pour limite d'action le moment où le malade est dans l'insensibilité. D'autres au contraire, MM. Velpeau, Maisonneuve attendent la résolution complète pour commencer l'opération. Selon nous, et en consultant la large expérience à laquelle nous avons pris part, le moment le plus favorable est celui qui est intermédiaire entre la période d'agitation et celle de collapsus. C'est aussi l'opinion de M. Valleix et de M. Chassaignac. Toutefois, ici comme dans beaucoup d'autres circonstances, il n'y a rien d'absolu, car il est quelquefois nécessaire d'obtenir un relâchement musculaire complet.

Lorsque l'opération est longue, il est parfois indispensable de maintenir le sommeil anesthésique ; pour y parvenir, on renouvelle les inhalations par intermittences, on les suspend, puis on les reprend lorsque le blessé est sur le point de retrouver connaissance. En agissant ainsi, on a pu prolonger l'anesthésie pendant une demi-heure et plus sans faire courir aucun risque au malade.

MOYEN DE COMBATTRE LES ACCIDENTS.

Si, malgré les précautions inspirées par la prudence et l'expérience, les accidents se manifestent, il faut aussitôt recourir aux moyens les plus actifs pour les combattre. Le premier soin doit être d'enlever l'agent anesthésique, de renouveler l'air chargé des vapeurs du chloroforme, d'ouvrir la fenêtre et la porte, d'établir un courant qui entraîne rapidement les émanations dangereuses, de jeter à la face de l'eau froide, d'approcher des narines des sels irritants, du vinaigre ou de l'ammoniaque liquide, de faire des frictions sur tout le corps avec des serviettes chaudes ou des flanelles imprégnées de liquide stimulant, de titiller la luette avec des barbes de plume, d'introduire dans la bouche et le pharynx de l'eau contenant de l'alcali volatil, surtout lorsque l'agent anesthésique est l'acide carbonique ou l'oxyde de carbone.

Dans le cas évident de syncope, M. Mercier a conseillé la compression des artères axillaires et l'aorte abdominale, afin de faire refluer le sang vers le cœur et le cerveau. M. Nelaton a préconisé le soulèvement des membres inférieurs en laissant la tête et la poitrine dans les régions les plus déclives.

Il est utile de provoquer une respiration artificielle en exerçant une compression alternative des parois thoraciques, en faisant des insufflations de bouche à bouche ou à l'aide d'une pompe à asphyxie.

M. Lecoq, chirurgien de la marine ainsi que M. Jobert de Lamballe se sont bien trouvés de l'action de l'électricité, et M. Snow n'a pas craint de recourir à l'acupuncture en enfonçant de longues aiguilles jusque dans l'épaisseur des parois ventriculaires du cœur. MM. Blanchet et Duroy ont conseillé l'injection du gaz oxygène dans les poumons. Enfin, comme ces moyens sont restés presque toujours impuissants, on a conseillé la cautérisation avec le fer rouge sur différentes parties du corps.

Quel que soit le résultat des efforts employés pour conjurer les accidents, le médecin doit conserver la fermeté et le calme qui permettent de dominer les situations les plus douloureuses, et n'abandonner le malheureux que lorsqu'il n'est plus permis de conserver aucun espoir de le rappeler à la vie.

EMPLOI DES ANESTHÉSIQUES
DANS LES MALADIES INTERNES ET EXTERNES.

L'emploi thérapeutique de l'éther est trop ancien et trop connu pour que nous voulions essayer de rappeler les effets heureux qu'il produit dans un grand nombre d'affections où domine l'élément nerveux.

L'amylène est au contraire un agent trop récemment découvert pour qu'il ait pu donner lieu à des expériences utiles et bien constatées. Nous ne nous occuperons donc point de ces deux corps, tout ce que nous dirons se rapportera exclusivement au chloroforme que nous allons étudier dans son administration interne et externe.

Les effets puissants du chloroforme sur l'économie animale ont promptement entraîné les médecins à faire usage de cet agent, pour combattre les maladies graves ou rebelles contre lesquelles la médecine habituelle échoue trop souvent.

Le docteur Gibson en a fait usage dans l'aménorrhée ; il cite cinq cas dans lesquels les règles étant irrégulières, insuffisantes ou supprimées, l'inhalation prolongée du chloroforme donna lieu, après vingt à trente minutes, à l'éruption des menstrues *.

Des applications du chloroforme ont été faites au traitement de la coqueluche, de la rage et de plusieurs maladies nerveuses, par MM. Pape, Grœbenschnetz, Malmstén, Gordon et par plusieurs autres médecins.

Le docteur Pape préconise les inspirations de chloroforme dans la coqueluche, il en cite des effets heureux. La dose du médicament employé en trente-six heures put être portée jusqu'à soixante-dix grammes sans inconvénient, et cette dose a été dépassée chez quelques enfants.

* *Revue de Thérapeutique médico-chirurg.*, 15 avril 1853, p. 210.

Le professeur Malmsten (de Stockholm), à l'exemple de plusieurs médecins anglais et allemands, préconise les inhalations de chloroforme dans les convulsions de l'enfance. Il a employé aussi ce médicament pour combattre les violentes douleurs causées par l'otite aiguë ; il verse douze gouttes de chloroforme dans l'oreille, ce qui cause une douleur immédiate très-forte, mais qui se dissipe rapidement pour faire place à un calme absolu. Ce moyen, il faut le reconnaître, n'a pas obtenu des résultats aussi heureux entre les mains d'autres médecins.

Un autre médecin suédois, M. Lamchen, vante les heureux effets qu'il a obtenus de l'emploi du chloroforme contre les coliques hépatiques produites par des calculs biliaires.

Le delirium tremens paraît avoir été combattu plusieurs fois avec succès en Amérique par le docteur Pratt, puis en Angleterre et en France.

Aux yeux de M. Helin, les inspirations de chloroforme, associées à l'huile de lin, ont une grande utilité en médecine comme sédatives des appareils de la respiration et de la circulation, dans la phthisie pulmonaire chronique ou aiguë, dans l'emphysème du poumon, dans les affections organiques du cœur, et enfin dans des névroses comme l'hystérie, la névralgie faciale, la colique de plomb, etc. La quantité de liquide, employée chaque jour, varie de huit grammes jusqu'à quarante-huit et cent grammes ; pour chaque inspiration, on verse quinze à vingt gouttes du mélange sur un linge qu'on maintient au-dessous du nez du malade. On répète ces inspirations jusqu'à ce que les douleurs soient calmées.

Les inspirations de chloroforme contre la pneumonie et la bronchite ont été employées par les docteurs Richter et Warentrapp ; ce dernier cite vingt-trois exemples de succès.

Le chloroforme a été administré en potion à la dose de quinze à vingt gouttes dans cent grammes de véhicule pour

combattre les convulsions, l'éclampsie, les névralgies rebelles
et la plupart des autres affections nerveuses.

Le tétanos est l'une des maladies contre lesquelles les inhalations d'éther ou de chloroforme ont été le plus souvent employées. Les médecins de tous les pays, désespérés des insuccès habituels observés à la suite des essais des moyens thérapeutiques ordinaires, ont eu recours aux anesthésiques. Les
résultats ont beaucoup varié, on a cité beaucoup d'exemples
de guérisons et quelques insuccès, mais il est probable que
dans cette dernière circonstance on a gardé le silence, conduite
trop généralement suivie lorsqu'il s'agit de revers.

Le professeur Roux a fait connaître à l'Académie des sciences
en 1847, un cas malheureux dans lequel l'éther paraît avoir
accéléré la mort. M. Scoutetten rapporte également deux cas
d'insuccès fort remarquables : dans le premier, il s'agit d'un
jeune officier qui, dans une chute, se fit une plaie profonde à
la partie supérieure de la cuisse gauche, le tétanos survint le
troisième jour de l'accident, le chloroforme fut employé à
hautes doses, l'anesthésie se manifesta rapidement, les muscles
se relâchèrent, mais, au réveil, les contractions musculaires
reparurent rapidement et avec leur intensité première. La
mort arriva vers la fin du second jour de l'apparition du tétanos. La seconde observation est celle d'une femme de vingt-
huit ans qui, après avoir pris des boissons violentes pour
provoquer un avortement, fut prise d'accidents graves bientôt
suivis de tétanos. Après avoir fait inutilement usage de beaucoup de médicaments, le médecin eut recours aux inhalations
du chloroforme, elles procurèrent un soulagement momen-
tané, mais les contractions tétaniques reparaissaient dès que
la malade n'était plus sous l'influence de l'anesthésique. Cette
femme vécut trois jours et trois nuits en conservant sous le nez
un mouchoir imprégné de chloroforme, elle consomma ainsi
cinq cent cinquante-cinq grammes de ce liquide, et cepen-

8

dant, malgré le soulagement apparent dont se félicitait la malade, elle succomba à la maladie dont elle était atteinte.

Le docteur Maclintosch a publié, en 1853, un mémoire dans lequel il analyse 48 cas de tétanos se subdivisant ainsi : tétanos spontané, 12 cas, 9 guérisons; 9 traités par le chloroforme, 3 par l'éther. Tétanos traumatique, 36 cas, 16 guérisons; par le chloroforme, 9 succès sur 17 malades; par l'éther, 7 succès sur 19 malades. En somme, 25 guérisons sur 48 cas.

Déjà en 1851, M. Prévost cite dans sa thèse inaugurale, 22 guérisons sur 38 cas de tétanos traités soit par l'éther soit par le chloroforme.

Les Académies de France et de Sardaigne se sont beaucoup occupées de cette question, et il résulte des documents que possède aujourd'hui la science que, sur un certain nombre de sujets, l'effet d'inhalations d'éther ou de chloroforme a été nul; il a été nul en ce sens que, si un peu de calme est survenu, si les muscles se sont plus ou moins détendus pendant l'inhalation anesthésique, l'ensemble des accidents s'est reproduit immédiatement après et la mort a eu lieu à peu près aussi promptement que si l'on n'eut rien fait pour la conjurer.

Toutefois, les observations de MM. Barth, Borand, Henry Boulay, Caignet, Cary, Cooper, Delwart, Forget (de Strasbourg), Pertusio, etc., tendent à faire admettre que les anesthésiques ont fait cesser rapidement les symptômes les plus graves du tétanos qui avaient résisté à l'emploi de beaucoup d'autres moyens, et qu'ils ont exercé assez clairement une action curative directe.

Il faut encore remarquer que l'immense majorité des cas heureusement terminés se rapporte au tétanos idiopathique, tandis que les insuccès ont été très-fréquents dans les cas du tétanos traumatique.

L'emploi du chloroforme, dans la pratique obstétricale, a donné lieu à de vives discussions dans lesquelles les meilleurs esprits ont pris un parti opposé. C'est à M. Simpson qu'on doit les premiers essais faits à l'aide du chloroforme pour calmer les douleurs de la femme pendant l'accouchement naturel ou contre nature. Au commencement de l'année 1854, la *Société chirurgicale de Dublin* agita très-sérieusement la question qui nous occupe, et l'on vit, à côté d'encouragements réservés, une opposition empreinte d'esprit systématique. La même question, posée devant la Société de chirurgie de Paris (séance du 24 mai 1854), y a subi un sort bien différent. Personne ne s'est prononcé pour la proscription absolue de la méthode, c'est au contraire en sa faveur que se sont produites les opinions exagérées.

Le débat s'est engagé à l'occasion d'un rapport de M. le docteur Laborie, sur un travail de M. Houzelot. M. Laborie veut que l'on applique la chloroformisation même aux accouchements naturels, dans le but d'éviter la douleur et la déperdition des forces. MM. Dangau, Forget et Voillemier en circonscrivent l'emploi à des cas particuliers et exceptionnels, tels qu'une trop grande rigidité du col, la trop longue durée et la forme trop douloureuse de la période de dilatation et même très-exceptionnellement de la période d'expulsion. Tout le monde enfin est d'accord, sur ce point, que l'action anesthésique ne doit pas dépasser la limite d'une simple atténuation des douleurs. Ces préceptes ont été récemment adoptés par M. Blot qui les a longuement développés dans sa thèse de concours pour l'agrégation en chirurgie *.

Nous terminerons ce sujet en faisant remarquer que, malgré l'assertion suivante de cet auteur, formulée en ces termes : « Jusqu'à présent, l'anesthésie n'a pas paru exercer d'influence fâcheuse sur la vie ou la santé de la mère, pas plus que sur celle de l'enfant ; » il ne faut pas oublier le cas de mort par le

* *De l'anesthésie appliquée à l'art des accouchements*, Paris, 1857.

chloroforme pendant le travail de l'accouchement rapporté par le docteur Wolf[*].

ANESTHÉSIE

APPLIQUÉE A LA MÉDECINE OPÉRATOIRE.

Si la crainte de la douleur effrayait souvent les blessés et leur enlevait le courage de supporter une opération, aujourd'hui, grâce aux effets merveilleux des anesthésiques, ils ne redoutent plus les mesures extrêmes que l'art chirurgical vient leur offrir. Aussi, l'anesthésie est devenue un auxiliaire précieux dans la pratique des opérations, elle a concilié le premier désir de l'humanité, la soustraction de la douleur avec les exigences des méthodes opératoires qui presque toutes exigent la patience et l'immobilité du malade. Elles donnent encore à l'opérateur plus de calme dans l'esprit, plus de liberté dans les mouvements et enfin elle ajoute cet immense avantage de hâter presque toujours la cicatrisation des plaies.

D'après une statistique publiée par M. Malgaigne, il succombait à Paris dans les cas d'amputations un malade sur deux ; à Glascow, un sur deux et demi ; dans les hôpitaux de la Grande-Bretagne, un sur trois et demi.

Depuis l'introduction des agents anesthésiques, les mêmes opérations faites dans les conditions identiques, ne donnent plus qu'une mortalité de 22 pour 100, c'est-à-dire un mort sur quatre opérés.

L'anesthésie devient un auxiliaire précieux dans tous les cas où la contractilité musculaire est un obstacle au rétablissement des rapports normaux des parties ; ainsi dans les luxations récentes ou anciennes, dans la réduction des hernies étranglées, dans celle des fractures compliquées et très-

---

[*] *The American. Journal of the medical sciences*, avril, 1854.

douloureuses, dans les opérations qui se pratiquent sur les yeux, pour des affections dans lesquelles il est très-important d'obtenir l'immobilité du globe oculaire.

On a proposé l'anesthésie dans les cas d'affections diverses et notamment du croup, nécessitant la trachéotomie. Nous pensons, contrairement à M. Henri Smith, que ce cas est précisément du petit nombre de ceux où les inhalations de vapeurs anesthésiques doivent être évitées.

Il y aurait en effet imprudence extrême à augmenter les chances de l'asphyxie, lorsqu'il y a déjà menace de suffocation.

Nous n'énumérerons pas tous les cas spéciaux dans lesquels les chirurgiens ont fait usage du chloroforme pour exécuter des opérations longues ou douloureuses, nous nous bornerons à dire que l'usage a été poussé jusqu'à l'abus, et qu'on n'a point hésité très-souvent pour complaire à des malades pusillanimes de les plonger dans l'anesthésie pour ouvrir un petit abcès ou faire l'avulsion d'une dent : chose remarquable, c'est principalement dans ces circonstances où l'usage du chloroforme n'était point nécessaire que des accidents graves ou la mort sont survenus.

Les médecins ont encore eu recours à l'anesthésie pour découvrir les maladies simulées telles que la surdi-mutité, l'idiotisme, les incontinences d'urines, les contractures musculaires et les ankyloses. Nous avons vu plusieurs faits qui nous ont démontré l'utilité de cette méthode ; toutefois, il ne faut pas lui accorder une valeur absolue surtout lorsqu'il s'agit de rétraction des muscles ; ici, comme dans le tétanos, la résolution générale suffit pour faire cesser momentanément le spasme local, mais il reparaît dès que le sommeil anesthésique cesse.

Les anesthésiques ont été plusieurs fois employés pour accomplir des idées de suicide. Dans quelques cas le but a été atteint, mais le plus souvent les tentatives ont échoué. Tout récemment, nous avons été appelé à donner des soins à un homme qui s'était placé sous le nez et dessous la bouche une éponge fortement imprégnée d'éther, mais les mouvements qu'il fit pendant le sommeil anesthésique, dérangèrent l'appareil et les fonctions respiratoires se rétablirent d'elles-mêmes.

Le crime a aussi voulu s'emparer de ces redoutables agents, des abus de confiance ont été commis et la justice est intervenue. Mais jusqu'ici, malgré de coupables pensées, on n'est pas parvenu à occasionner la mort.

Nous ne reviendrons point sur l'anesthésie locale, ayant eu à traiter ce sujet lorsque nous nous sommes occupés de l'acide carbonique et de l'oxyde de carbone.

CLASSIFICATION THÉRAPEUTIQUE
DES ANESTHÉSIQUES.

Pendant longtemps on ne s'est point occupé de la classification thérapeutique des agents anesthésiques ; leur nombre était si restreint qu'il semblait faire une catégorie à part dont le nom seul indiquait la puissance et la nature d'action.

Mais, la catégorie de ces merveilleux agents s'est si rapidement élargie, qu'ils constituent aujourd'hui un des groupes les plus riches de la médication stupéfiante.

M. Fonssagrives [*] s'est occupé avec habilité de cette question. Il fait remarquer, dans le mémoire qu'il a publié à ce sujet, que la découverte des anesthésiques a nécessité un remaniement partiel des classifications thérapeutiques. En effet, il y a peu de temps encore, les agents compris sous cette dernière

---

[*] *Mémoire sur la constitution du groupe thérapeutique des stupéfiants diffusibles, et sur la nécessité d'y faire entrer toutes les substances dites antispusmodiques, par le D* J.-B. Fonssagrives. Archives générales de médecine, avril, 1857.*

nomination, occupaient dans les classifications les plus acré-
ditées, des places très-distantes les unes des autres. Ainsi
certains auteurs considéraient les éthers comme des *stimulants
diffusibles*; d'autres, comme des *antispasmodiques purs*;
quelques-uns comme des *hyposthénisants* à détermination
céphalique.

Les alcooliques étaient relégués dans le groupe des *stimulants généraux*; l'*acide carbonique* et l'*oxyde de carbone*
n'avaient point de place déterminée. Les *cyaniques* étaient
disséminés dans le groupe des antispasmodiques et dans celui
des stupéfiants. Enfin les *huiles essentielles* étaient considérées
par l'école française comme des agents stimulants, tandis que
l'école italienne les classaient au contraire parmi les *hyposthe-
nisants*.

M. Fonssagrives a remanié la classification de tous ces corps
et il propose d'établir entre eux des rapprochements nouveaux
tirés de leur mode d'action. D'après cet auteur les stupéfiants
doivent être divisés en deux grandes catégories : 1° *stupéfiants
fixes*, 2° *stupéfiants volatils* ou *diffusibles*. Il admet que la
propriété stupéfiante, diffusible ou anesthésique est liée d'une
manière nécessaire à l'odoréité et à la volatilité des produits
organiques ou inorganiques, et que toute substance odorante
peut réaliser, à des degrés divers, les symptômes de l'anesthésie
chloroformique, ainsi, le camphre, le musc, le castoréum,
les huiles essentielles, les plantes odorantes, les produits
odorants et volatils engendrés par la combustion et la distillation des substances organiques, l'ambre, le succin, l'ammoniaque, les cyaniques, les alcaloïdes odorants et volatils tels
que: conicine, nicotine, etc., sont des insensibilisants ou
plutôt des stupéfiants diffusibles au même titre que la classe
variée des éthers et du chloroforme.

Les substances volatiles et odorantes se rapprochent toutes
les unes des autres par des caractères communs que nous rap-

pellerons en peu de mots. Tous les éthers se volatilisent rapidement et pénètrent avec facilité dans l'économie par les voies ordinaires de l'absorption ; ils y exercent promptement une action qui varie selon la dose à laquelle ils sont employés. C'est d'abord une excitation légère suivie d'un engourdissement passager de l'appareil nerveux ; à plus hautes doses, ils provoquent l'expansion et la suractivité cérébrale ; plus tard, ils déterminent l'engourdissement successif des diverses parties des centres nerveux, puis, l'insensibilité complète et enfin la mort.

Les huiles essentielles, volatiles, liquides ou concrètes tiennent par des liens très-étroits aux substances que nous venons d'indiquer. Ces agents ont une action stupéfiante générale très-rapide pouvant aller jusqu'à déterminer la mort. L'odeur de certaines fleurs porte à la tête, elle détermine la céphalalgie, la pesanteur de tête, l'hébétude mentale et sensorielle, la syncope et même la mort. Les parfums suaves de l'oranger, du jasmin, de l'héliotrope, ont déterminé plus d'une fois des accidents de cette nature.

Ces huiles essentielles agissent comme les alcools, leur premier effet est de déterminer, sur les centres nerveux, une excitation qui est bientôt suivie de la stupéfaction. La forme, l'intensité, la rapidité, varient nécessairement suivant la nature et la volatilité de l'essence, mais ces dissemblances ne troublent en rien les rapports de composition chimique et d'action thérapeutique de ces divers corps.

DE L'AGENT CHIMIQUE

QUI, SPÉCIALEMENT, PRODUIT L'ANESTHÉSIE.

Ce sujet est du plus haut intérêt, il a déjà éveillé l'attention de plusieurs médecins distingués, mais la solution qu'ils ont donnée ne nous semble pas complétement satisfaisante. Déjà,

MM. Nunneley, Follin, Dumoulin et Ozanam, ont émis l'opinion que, plus les corps contiennent de carbone d'une élimi-
nation facile, plus leurs propriétés anesthésiques ont de puissance.

Les recherches de M. Nunneley ont signalé ce fait important,
c'est que toutes les substances auxquelles on a reconnu des
propriétés anesthésiques, contiennent du carbone, combiné à
l'état binaire ou ternaire, avec un ou plusieurs des corps suivants : l'hydrogène, le chlore, l'oxygène, l'iode, le brome,
l'azote et quelques autres substances encore ; d'autre part,
que parmi les composés binaires, les meilleurs sont ceux dans
lesquels le carbone est en proportion ni trop faible ni trop
forte, par rapport à l'autre corps composant.

M. Dumoulin, s'appuyant sur ses propres recherches, établit que, *plus les corps contiennent de carbone d'une élimi-
nation facile, plus leur propriété anesthésique doit être
puissante.*

M. Ozanam, peu satisfait de la formule donnée par M. Dumoulin, propose de la remplacer par celle qui va suivre, comme
exprimant d'une manière plus complète l'origine de la puissance des agents anesthésiques. « *Toute la série des corps
carbonés, dit-il, volatils ou gazeux, est douée du pouvoir
anesthésique, et plus ces corps sont carbonés, plus ils possèdent ce pouvoir.* »

Cette assertion si elle était rigoureusement vraie, sim-
plifierait singulièrement l'explication des difficultés à résoudre ;
il suffirait de connaitre la formule d'un composé carboné pour
déterminer, à priori, sa puissance anesthésiante.

Une étude sérieuse des faits ne nous permet pas d'admettre
la proposition formulée par ces divers auteurs. Examinons,
en effet, la composition chimique des principaux corps carbonés
en commençant par l'alcool, puis les éthers, le chloroforme,
les huiles essentielles, etc.

9

$$Alcool \begin{cases} C^4 & — & 300,00 & — & 52,67 \\ H^6 & — & 75,00 & — & 12,90 \\ O^2 & — & 200,00 & — & 34,43 \end{cases}$$

$$\underline{\qquad 575,00 \qquad 100,00}$$

ÉTHERS.

$$Éther\ sulfurique \begin{cases} C^4 & — & 300,00 & — & 31,16 \\ H^5 & — & 62,50 & — & 6,49 \\ O^4 & — & 400,00 & — & 41,58 \\ S & — & 200,00 & — & 20,77 \end{cases}$$

$$\underline{\qquad 962,50 \qquad 100,00}$$

$$Éther\ azoteux \begin{cases} C^4 & — & 300,00 & — & 32,00 \\ H^5 & — & 62,50 & — & 6,66 \\ O^4 & — & 400,00 & — & 42,66 \\ Az & — & 175,00 & — & 18,68 \end{cases}$$

$$\underline{\qquad 937,50 \qquad 100,00}$$

$$Éther\ chlorhydrique \begin{cases} C^4 & — & 300,00 & — & 37,23 \\ H^5 & — & 62,50 & — & 7,75 \\ Cl & — & 443,20 & — & 55,02 \end{cases}$$

$$\underline{\qquad 805,70 \qquad 100,00}$$

$$Éther\ bromhydrique \begin{cases} C^4 & — & 300,00 & — & 22,01 \\ H^5 & — & 62,50 & — & 4,58 \\ Br & — & 1000,00 & — & 73,41 \end{cases}$$

$$\underline{\qquad 1362,50 \qquad 100,00}$$

$$Éther\ iodhydrique \begin{cases} C^4 & — & 300,00 & — & 15,39 \\ H^5 & — & 62,50 & — & 3,26 \\ I & — & 1586,00 & — & 81,41 \end{cases}$$

$$\underline{\qquad 1948,50 \qquad 100,00}$$

Éther cyanhydrique	C^6	—	450,00	—	65,45
	H^5	—	62,50	—	9,09
	Az	—	175,00	—	25,46
			687,50		100,00
Éther sulfhydrique	C^4	—	300,00	—	55,55
	H^5	—	62,50	—	11,11
	S	—	200,00	—	33,56
			562,50		100,00
Éther selenhydrique	C^4	—	300,00	—	34,97
	H^5	—	62,50	—	7,29
	Se	—	495,28	—	57,74
			857,78		100,00
Éther tellurhydrique	C^4	—	300,00	—	25,77
	H^5	—	62,50	—	5,37
	Te	—	801,76	—	68,86
			1164,26		100,00
Éther formique	C^6	—	450,00	—	48,64
	H^6	—	75,00	—	8,18
	O^4	—	400,00	—	43,18
			925,00		100,00
Éther acétique	C^8	—	600,00	—	54,54
	H^8	—	100,00	—	9,09
	O^4	—	400,00	—	36,37
			1100,00		100,00

La comparaison de tous ces corps entre eux nous montre
d'abord ce fait important, c'est qu'ils contiennent presque

tous quatre atômes de carbone, à l'exception cependant de l'éther cyanhydrique et formique qui en contiennent six et de l'éther acétique qui en a huit. Et cependant, la différence d'action de ces corps est bien différente ; les vapeurs de l'alcool ne déterminent que lentement et très-difficilement l'anesthésie, tandis que l'éther sulfurique la produit très-rapidement bien qu'il ne renferme que quatre atômes de carbone, et qu'il ne soit pas sensiblement plus volatil que l'éther acétique qui en contient huit et dont l'action anesthésique est cependant infiniment moins prononcée.

Ce fait seul suffirait déjà pour jeter du doute sur l'exactitude des assertions émises par MM. Dumoulin et Ozanam. Ces doutes augmentent encore lorsqu'on examine la formule du chloroforme :

$$
\text{Chloroforme} \ldots \ldots
\left\{
\begin{array}{lrr}
C^2 & - \quad 150,00 & - \quad 10,05 \\
H & - \quad 12,50 & - \quad 0,85 \\
CL^3 & - \quad 1329,60 & - \quad 89,12 \\
\hline
 & 1492,10 & 100,00
\end{array}
\right.
$$

Ici, la quantité de carbone au lieu d'augmenter diminue dans une proportion considérable puisqu'elle est de moitié moins forte que dans l'alcool et la plupart des éthers.

Si, pour défendre l'opinion qui attribue la principale puissance des anesthésiques à la quantité prédominante du carbone, on voulait soutenir avec M. Nunneley, que les composés ternaires les plus actifs sont ceux dans lesquels le troisième élément se trouve en petite proportion par rapport à l'hydrocarbone, et surtout par rapport au carbone, on serait encore démenti par les faits. Il suffit pour s'en convaincre, d'examiner la composition élémentaire de l'éther sulfurique : sur 100 parties, il y a 31,16 de carbone, 6,40 d'hydrogène, 41,58 d'oxygène, 20,77 de soufre.

La différence est encore plus marquée pour l'acide acétique

qui, sur 100 parties contient 54,54 de carbone, et qui cependant est un agent anesthésique moins puissant que l'éther sulfurique.

Le chloroforme au contraire, qui sur 100 parties ne contient que 10,05 de carbone est l'agent anesthésique le plus puissant que nous possédions.

Les mêmes faits comparatifs, peuvent s'établir à l'égard de tous les autres corps employés comme anesthésiques, tels que :

Aldéhyde			
	C^4 —	300,00 —	54,54
	H^4 —	50,00 —	9,09
	O^2 —	200,00 —	36,37
		550,00	100,00

Formo-methylal. (Formiate de méthyle.)			
	C^4 —	300,00 —	40,00
	H^4 —	50,00 —	6,66
	O^4 —	400,00 —	53,34
		750,00	100,00

Liqueur des Hollandais.			
	C^4 —	300,00 —	24,26
	H —	50,00 —	4,04
	Cl^2 —	886,40 —	71,70
		1236,40	100,00

Cyanogène			
	C^2 —	150,00 —	45,52-4 vol.
	Az —	175,00 —	54,48-2 vol.
		325,00	100,00

Acide cyanhydrique.			
	H —	12,50 —	3,70
	Cy —	325,00 —	96,30
		337,50	100,00

Bisulfure de carbone.	C'	—	75,00	— 15,78-2 vol.
	S^2	—	400,00	— 84,22-2 vol.
			475,00	100,00
Acide carbonique . . .	C	—	75,00	— 27,27-2 vol.
	O^2	—	200,00	— 72,73-2 vol.
			275,00	100,00
Oxyde de carbone. . .	C	—	75,00	— 42,85-2 vol.
	O	—	100,00	— 57,15-1 vol.
			175,00	100,00
Naphte	C^{14}	—	1050,00	— 86,59
	H^{15}	—	162,50	— 13,41
			1212,50	100,00
Huile essent. de téréb. (Huile hydro-carbonée.)	C^{20}	—	1500,00	— 88,23
	H^{16}	—	200,00	— 11,77
			1700,00	100,00

Huiles essentielles oxygénées.

de cannelle	C^{18}	—	1350,00	— 81,81
	H^8	—	100,00	— 6,66
	O^2	—	200,00	— 11,53
			1650,00	100,00
de menthe poivrée.	C^{20}	—	1500,00	— 76,92
	H^{20}	—	250,00	— 12,82
	O^2	—	200,00	— 10,26
			1950,00	100,00
d'amandes douces. (Hydrure de Benzoïle.)	C^{14}	—	1050,00	— 79,24
	H^6	—	75,00	— 5,66
	O^2	—	200,00	— 15,10
			1325,00	100,00

D'après les opinions précédemment émises par les auteurs, les huiles essentielles qui contiennent environ 80 pour cent de carbone, devraient produire les effets les plus puissants. Il est bien vrai qu'elles déterminent fréquemment des accidents graves lorsqu'on s'expose à leurs émanations. M. Marchal (de Calvi)* en a rapporté récemment plusieurs exemples remarquables, mais les phénomènes produits ne présentent pas les véritables caractères de l'anesthésie. Sous l'influence de ces agents, les forces s'anéantissent, la voix s'éteint, les membres s'engourdissent et retombent lourdement quand on les abandonne à eux-mêmes ; mais il y a aussi des douleurs abdominales violentes, des nausées, une respiration courte, précipitée, anxieuse, une sueur froide et visqueuse qui s'étend sur tout le corps, et le malade, malgré ces symptômes alarmants, conserve l'intelligence et la lucidité à peu près complète des idées.

La composition de l'oxyde de carbone C. O. semblerait beaucoup plus favorable à la théorie présentée, puisqu'il contient 42,85 de carbone sur cent. Mais dans l'application, comme agent anesthésique, il n'entre plus que dans de très-faibles proportions comparativement à la masse d'air atmosphérique auquel il est mêlé : M. Leblanc a démontré qu'une atmosphère, qui contient un centième d'oxyde de carbone, devient mortelle pour un oiseau, et les expériences de M. Ozanam, sur les lapins, attestent que la mort est en effet très-prompte. Ces faits semblent nous indiquer que ce n'est pas par une véritable asphyxie, comme on l'a prétendu, que la mort survient quelquefois sous l'influence des anesthésiques, car elle est si prompte, que c'est à peine si on peut concevoir la possibilité de la mort par la suppression momentanée d'une faible quantité d'air atmosphérique, remplacée par les vapeurs anesthésiques lors de leur

---

* Académie des Sciences de Paris, séance du 13 mars 1848.

introduction dans les poumons. Il suffit de comparer l'asphyxie produite par submersion ou la strangulation, dans lesquelles la suppression d'air est complète, dont la durée, bien que très-prolongée, ne s'oppose pas toujours au retour des malades à la vie, pour comprendre que la mort, déterminée par les anesthésiques, doit tenir à une cause spéciale.

Cette cause nous est peut-être révélée par les expériences intéressantes de M. Millon qui démontrent que l'acide cyanhydrique est doué d'une propriété de *contact* fort remarquable ; qu'ainsi, il suffit d'une quantité extrêmement faible pour empêcher l'oxygénation de plusieurs composés ; or, la respiration consistant essentiellement dans une série de combustions, les effets foudroyants de l'acide cyanhydrique peuvent s'expliquer par l'anéantissement instantané des phénomènes chimiques qui s'accomplissent dans l'économie sous l'influence de l'oxygène durant l'acte respiratoire.

Ne serait-il pas possible, en présence de ces faits bien démontrés, d'admettre que les agents anesthésiques possèdent, dans des proportions moindres, des propriétés semblables, ou du moins analogues à celle de l'acide hydrocyanique ?

Cette explication nous rendrait compte de ces morts rapides déterminées par l'inhalation de très-faibles quantités d'éther ou de chloroforme, accidents qui ne peuvent point évidemment s'expliquer par l'asphyxie, et qu'on ne peut comprendre qu'en admettant un effet chimique qui paralyse la fonction la plus importante de la vie, soit en empêchant l'oxydation du sang ou en exerçant une action toxique qui anéantit la puissance nerveuse.

Pour nous résumer, nous formulerons ainsi notre pensée.

Tous les anesthésiques sont des corps carbonés qui, par leur combinaison binaire ou ternaire, acquièrent la propriété de déterminer, à des degrés variables, l'affaiblissement, la suspension ou l'anéantissement des fonctions du système nerveux :

ce sont de véritables poisons qui s'opposent aussi à l'oxydation du sang, et dont les effets diffèrent, non en raison de la quantité administrée, mais bien de la susceptibilité individuelle, variable et inconnue.

SUPPLÉMENT.

Depuis la présentation de notre Mémoire à la Société des Sciences médicales de la Moselle, deux nouveaux cas de mort ont été observés, l'un à Leipzig, chez un professeur, âgé de 30 ans, qui avait fait usage de chloroforme pour calmer ses douleurs (*Gazette hebdom., avril* 1858); l'autre, à l'hôpital militaire du Gros-Caillou, à Paris, chez un grenadier de la garde impériale, âgé de 45 ans, opéré pour une tumeur des bourses (*Gazette des hôpitaux* et *Journ. de méd. et chir. pratiq., août* 1858).

TABLE DES MATIÈRES.

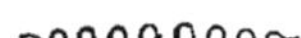

OUVRAGES DU MÊME AUTEUR.

—◦—❖◇❖—◦—

DE L'INSOLATION, *de ses dangers et de la nécessité en Afrique, d'adopter l'usage d'un couvre-nuque pour garantir complétement le soldat contre l'ardeur du soleil.* Brochure in-8° ; 1857.

—————

RELATION *médico-chirurgicale succincte de la campagne de Kabylie en 1857, et spécialement des faits qui se rapportent au 2ᵉ bataillon du 70ᵉ régiment de ligne.* Brochure in-8° ; 1858.

www.ingramcontent.com/pod-product-compliance
Ingram Content Group UK Ltd.
Pitfield, Milton Keynes, MK11 3LW, UK
UKHW020933120726
13693UKWH00003B/1302